Tamara Lebedewa

Reinigung der inneren Organe

2002, Moskau. Tamara Lebedewa (Тамара Яковлевна Свищева)
REINIGUNG der inneren Organe. Entschlacken und entgiften Sie Ihren Körper
Aus dem Russischen von Margarita Zielke
Überarbeitet von Jutta Oppermann

13. Auflage: 2022

Druck: FINIDR s.r.o., Český Těšín
Umschlaggestaltung: Julia Senik, unter Verwendung eines Reihenentwurfs von Guter Punkt GmbH & Co. KG, München

ISBN: 978-3-932130-19-9

Tamara Lebedewa

Reinigung der inneren Organe

Entschlacken und entgiften Sie Ihren Körper

DRIEDIGER

Krebs, Herz-Kreislauf-Erkrankungen, Diabetes, Arthritis, multiple Sklerose, Schuppenflechte, Impotenz, Unfruchtbarkeit, Aids... – die Liste der Krankheiten unseres Jahrhunderts ist lang. Eine Erlösung von diesen Leiden scheint auf den ersten Blick nicht in Sicht. Ausnahmen bestätigen allerdings immer wieder die Regel: Es gibt Menschen, deren Genesung von als unheilbar geltenden Krankheiten uns verblüfft und beeindruckt. Sie haben sich meist nicht mit den schlechten Prognosen der Mediziner zufrieden gegeben. Vielmehr haben sie eigene Wege gesucht und aktiv am Prozess ihrer Gesundung mitgewirkt.

Einen dieser Pfade stellt Tamara Lebedewa in diesem Buch vor. Ihr Heilungsprogramm beruht auf der Reinigung des Verdauungstrakts, der Leber, der Nieren, des Blutes, der Lymphe und der Gelenke. Ihre Methoden sind ebenso außergewöhnlich wie wirkungsvoll. Sie sind nicht nur der erste Schritt, um chronische Erkrankungen zu überwinden, vielmehr kann mit ihnen Zivilisationskrankheiten effektiv vorgebeugt werden.

Auch wenn die praktischen Empfehlungen der Russin Tamara Lebedewa aus einem anderen Kulturkreis stammen und Menschen mit westlichem Lebensstil daher stellenweise etwas fremdartig anmuten mögen, hat das vorliegende Buch dennoch einen unschätzbaren Wert für die Gesundheit.

Wichtiger Hinweis zum Gebrauch dieses Buches

Die Autorin stellt in ihrem Buch Reinigungsmöglichkeiten vor und belegt ihre Aussagen durch Erfahrungen von Patienten, eigene Untersuchungen, Aussagen von Spezialisten und Fachliteratur. Eine abgerundete, auf die jeweilige Person angepasste Therapie zu entwickeln ist Aufgabe von Heilpraktikern und Ärzten. Es sollte erfahrenen Therapeuten vorbehalten sein, eine korrekte Diagnose zu stellen, auf deren Grundlage eine erfolgversprechende Behandlung ausgearbeitet werden kann. Sollten die in diesem Werk enthaltenen Informationen für eine Therapie genutzt werden, ohne einen Arzt oder Heilpraktiker einzuschalten, geschieht dies im Rahmen einer Selbstbehandlung – zu der jeder das Recht hat. Verlag und Autorin übernehmen jedoch keine Verantwortung für Schäden, die sich aus der Umsetzung der in diesem Ratgeber vorgestellten Anwendungen ergeben.

Inhaltsverzeichnis

Vorwort zur 10. Auflage

Wenn ein Buch bereits in 10. Auflage erscheint, muss es den Nerv der Zeit getroffen haben. Tatsächlich gibt es im 21. Jahrhundert ungeachtet des unaufhaltsamen Fortschritts auf vielen Gebieten noch immer keine Lösung für die schlimmsten Krankheiten unserer Zeit: Herz- und Gefäßerkrankungen, Diabetes, Krebs.

Tamara Lebedewa hat mit ihrer Forschung in den 90er Jahren des 20. Jahrhunderts auf interessante, ja bahnbrechende Zusammenhänge hingewiesen und wollte sich ursprünglich nicht mit therapeutischen Konzepten befassen. Nachdem sie aber feststellen musste, dass ihre Forschungsergebnisse – trotz vielfacher Presseberichte und mehrerer Auftritte in Rundfunk- und TV-Sendungen – von der medizinischen Fachwelt unbeachtet blieben und nachdem sich unzählige Menschen mit Hilferufen an sie wandten, hat sie in Zusammenarbeit mit befreundeten Ärtzen ein Konzept zur mehrstufigen Reinigung der inneren Organe erarbeitet. Viele Bestandteile dieser „inneren Reinigung" gehören seit Jahrhunderten zum Volkswissen und werden dort zur Vorbeugung und Heilung von Krankheiten angewandt.

Die Vorstellung, Krebs werde von einem Einzeller verursacht, der in unserem Körper nistet, und das engagierte Eintreten der Autorin für ihre Krebsentstehungstheorie sowie ihre beharrlichen Aufrufe, sich selbst nicht aufzugeben, haben hunderttausende von Menschen motiviert, ihre Gesundheit „zur Chefsache zu machen", sie in die eigenen Hände zu nehmen, statt sich auf andere zu verlassen. Das Engagement von Tamara Lebedewa schafft die Motivation, ihre Ratschläge umzusetzen und die manchmal langwierigen Behandlungsmethoden auf sich zu nehmen. Denn schließlich wissen ihre Leser: sie werden für ihre Mühe mit dem besten belohnt, was es im Leben gibt – einer strahlenden Gesundheit!

Elvira Driediger

„... und viel erlitten von vielen Ärzten und hatte all ihr Gut darob verzehrt, und half ihr nichts, sondern vielmehr ward es ärger mit ihr.“
Markus-Evangelium 5, 26

Einleitung

Parasiten und Co. – die unsichtbaren Feinde unserer Gesundheit

Viele Menschen ahnen nicht, was sich in ihrem Körperinneren abspielt. Würden sie in sich hineinschauen können, wären sie sicherlich erschüttert: In der Mundhöhle, den Atemwegen, den Genitalien, in Magen und Darm, Blut und Lymphe und selbst auf der Haut tummelt sich eine Vielzahl von Mikroorganismen: Pilzen, Protozoen, Bakterien und Viren. Bei vielen von ihnen handelt es sich um ein- oder mehrzellige Parasiten, die auf Kosten unseres Organismus leben. Diese Schmarotzer gehören zu den wichtigsten Erregern unheilbarer Krankheiten. Dass sie unzählige Leiden verursachen können, ist jedoch den wenig¬sten bekannt. Zu den bedrohlichsten Mikroorganismen überhaupt zählen die Trichomonaden. Diese einzelligen Geißeltierchen lösen Krebs und Herz-Kreislauf-Erkrankungen aus.
Diese Behauptung mag für Sie gewagt klingen. Doch sie ist durch Laborexperimente belegt, die ich in meinem ersten Buch *Krebserreger entdeckt!* geschildert habe.
Auf welchen Wegen gelangen diese ungebetenen Gäste nun in unseren Körper? Warum sind sie so aggressiv? Wie fügen sie uns Schaden zu und wie können wir uns gegen sie wehren? Diese Fragen sollte jeder von uns eigentlich bereits im Kindesalter beantworten können, um verhindern zu können, dass sich diese Krankheitserreger ungehemmt in uns vermehren. Da aber kaum jemand von ihrer Existenz weiß, lassen wir zu, dass sie unsere Gesundheit ruinieren und die Lebensspanne auf diesem schönen Planeten verkürzen.

Und hierbei sprechen wir nicht von ein paar Monaten oder Jahren, sondern von Jahrzehnten, denn nach Einschätzung mancher Wissenschaftler ist ein vollkommener menschlicher Organismus für eine Lebensdauer von mindestens 200 Jahren ausgelegt. Am Anfang der Menschheitsgeschichte betrug die Lebenserwartung der Urmenschen im Durchschnitt etwas mehr als 20 Jahre. Die Ursachen dafür lagen nicht nur im mangelnden Schutz vor Klimakatastrophen und Raubtieren, sondern insbesondere auch in der Missachtung elementarer Hygieneregeln. Die Urmenschen wuschen sich nicht mit Seife und heißem Wasser, reinigten nicht im erforderlichen Maße ihre Fellkleidung von Schweiß und Insekten, kochten das Wasser zum Trinken nicht ab und aßen Fleisch und Fisch häufig roh oder in der Sonne gedörrt. Statt die essbaren Pflanzen und Wurzeln mit heißem Wasser abzuspülen, klopften sie lediglich die an den Pflanzen haftende Erde ab oder wuschen sie bestenfalls im näch¬sten See oder Bach. Dies alles führte dazu, dass Parasiten wie Würmer und Protozoen oder Bakterien in Heerscharen in den Körper eindringen konnten.

Erst mit dem Wissen über die Bedeutung der Hygiene stieg auch die Lebenserwartung der Menschen. Alle, die nun denken, in unserer zivilisierten Welt würden die Menschen heutzutage genug für ihre Reinlichkeit tun, liegen allerdings falsch, wie die Unmengen an kleinen Krankheitserregern zeigen, die die Menschen überall auf der Welt befallen. Mein Hauptanliegen in diesem Buch ist es, die Aufmerksamkeit von kranken wie gesunden Menschen, von Heilpraktikern, Medizinwissenschaftlern, Ärzten und Therapeuten auf dieses brisante und viel zu wenig beachtete Thema zu lenken. Ich liefere Erfahrungsberichte, kläre über Hintergründe auf und stelle eine Vielzahl praktischer Anwendungsmöglichkeiten vor. Wer dieses Buch gelesen hat, wird wissen, was zu tun ist...

Eingangstore für Krebs und andere Krankheiten

Die mit bloßem Auge meist nicht erkennbaren Krankheitserreger lauern überall: in der Luft, im Erdboden, im Süß- und Meerwasser, auf den Bäumen, in Zecken, Vögeln, Reptilien, Wild- und Haustieren. Atmen wir beispielsweise Luft ein, die mit vom Wind aufgewirbelten Protozoen wie Lamblien oder Amöben verschmutzt ist, baden wir in einem Wasserbecken, das längere Zeit nicht gereinigt wurde und in dem es von Bakterien wie Spirochäten nur so wimmelt, oder gehen wir an einem warmen Junitag in einem Birkenwäldchen spazieren, in dem sich Zecken besonders wohl fühlen – in all diesen Fällen sind wir in höchster Gefahr, uns zu infizieren. Riskant ist auch der Verzehr von Gemüse, das nicht gewaschen wurde, von nicht durchgebratenen Steaks und nur schwach in der Sonne gedörrtem Fisch. Eine besonders hohe Gefahr für die Gesundheit stellt allerdings der Geschlechtsverkehr dar: Mit der Anzahl der Geschlechtsbeziehungen erhöht sich das Ansteckungsrisiko dramatisch. Neben dem Genitalbereich dienen der Darmausgang und die Mundhöhle den Parasiten als Haupteinfallstore.

Tor eins: die Mundhöhle

Für die Urmenschen gehörten Wild und Fisch, Boden und Wasser und sogar Pflanzen zu den Quellen der Ansteckung mit Würmern, Einzellern und Pilzen, Bakterien und Viren. Unsere Vorfahren ahnten damals nicht, dass genau diese kleinen Organismen, die zusammen mit Speis und Trank über den Mund in den Körper gelangten, die primären Ursachen für starke Kopf- und Gelenkschmerzen, Fieber, Hautausschläge und Geschwüre, kräftezehrenden Husten und allgemeine Schwäche, Magenverstimmungen, Geschwülste und andere Leiden waren. Die Ansteckung erfolgte auch von einem Menschen auf den anderen über angebissene Nahrungsstücke, gemeinsam benutzte Essgefäße und Küsse auf den Mund. Noch heute infizieren wir uns häufig über schmutzige Hände, kontaminiertes Essen sowie verseuchtes Trinkwasser und beim Küssen.
Die Erreger von Pest, Cholera, Pocken, Masern und Typhus vernichteten in den vorangegangenen Jahrhunderten die Bevölkerung vieler Siedlungen und ganzer Städte. Da die Verursacher dieser Erkrankungen für das menschliche Auge nicht sichtbar waren, sahen die Menschen in diesen Epidemien die Strafe Gottes für ihre Sünden. Erst mit der Erfindung des Mikroskops im Jahre 1590 war die Zeit reif, um nach und nach das Geheimnis vieler Erkrankungen zu lüften. Zuerst entdeckten die Menschen die Protozoen und viele Bak-

terien. Mit der Entwicklung der Elektronenmikroskopie wurde seit 1931 auch die Existenz von Viren und Rickettsien – Bakterien, die von Zecken, Flöhen, Milben und Läusen übertragen werden – nachgewiesen.
Das 20. Jahrhundert, das Jahrhundert der wissenschaftlich-technischen Revolution, brachte der Menschheit allerdings nicht nur Errungenschaften wie das Elektronenmikroskop. Vielmehr öffnete die Sexualrevolution der Ansteckung mit Krankheitserregern Tür und Tor. Genauer: Durch oralen Sex hatten die kleinen Übeltäter plötzlich besonders leichtes Spiel. Ich selbst habe die Erkenntnis gewonnen und vielfach publiziert, das beispielsweise Impotenz und Prostataentzündungen zu den ansteckenden Erkrankungen gehören, deren Erreger die Trichomonaden und begleitende krankheitserregende Mikroorganismen sind. Auch in der Fachliteratur wird über Infektionen der Harn- und Geschlechtsorgane insbesondere bei Männern nach oralem Sex berichtet. Diese Erkrankungen können von verschiedenen Erregern hervorgerufen werden: Herpes-Simplex- und Zytomegalie-Viren, Candida-Pilzen, Trichomonaden und Bakterien wie Chlamydien, Ureaplasmen, Mykoplasmen, Meningokokken, Gonokokken und Syphiliserregern.

Einer Übertragung von Krankheitskeimen über die Mundhöhle sind wir alle bereits im Mutterleib ausgesetzt: Ist die Mutter infiziert, kann sich der Fötus während der Schwangerschaft beim Schlucken des Fruchtwassers oder bei der Geburt anstecken. Wenn das Kind den Mutterleib verlässt, schiebt es sich mit dem Kopf voraus durch die Scheide wie durch einen engen Strumpf. Alles, was an den Wänden der Scheide klebt – Hautschuppen, Schleim, Candida-Pilze, Trichomonaden, Chlamydien und andere Mikroorganismen –, gelangt auf die Kopfhaut, das Gesicht und den Körper des Kindes. Macht das Neugeborene eine Schluckbewegung, nimmt es die Erreger automatisch auf. Deshalb ist es sehr wichtig, dass sich eine Frau, die Mutter werden will, rechtzeitig um ihre Gesundheit kümmert – aus Fürsorge um ihre künftigen Kinder. Der Vater steht ebenfalls in der Pflicht, will er eine Übertragung von Krankheiten von sich auf die Mutter und letztlich das Kind verhindern.

Darüber hinaus ist das Gesundheitssystem gefragt. Leider suchen unsere Ärzte nicht nach den vielfältigen Erregern von Erkrankungen. Die einen unterlassen dies aus Unwissenheit, die anderen haben für alle Probleme eine Erklärung parat. Wird bei einem Kind beispielsweise eine Geschwulst entdeckt, behaupten sie, dass sich die Zellen des Neugeborenen innerhalb von neun Monaten in bösartige verwandelt hätten – ein Vorgang, der bei älteren Menschen Jahre oder Jahrzehnte dauert. Auf die wirkliche Ursache, eine Infizierung mit Trichomonaden, kommen sie nicht. Und wenn das Kind eine Thrombose hat, dann ist es für sie offensichtlich, dass der Grund des Leidens in einer physischen oder emotionalen Überanstrengung zu suchen ist – wie bei gestressten Erwachsenen! Eine Verstopfung durch Trichomonaden wird gar nicht erst in Erwägung gezogen. Das sind ziemlich seltsame und einfältige Erklärungen für Menschen, die von Mutter Natur mit Intellekt ausgestattet wurden.
Meiner Meinung nach werden selbst Missbildungen in den frühen Schwangerschaftsstadien – noch bei der Entwicklung der Keimblätter – angelegt. Stellen Sie sich vor, dass ein Embryo von Trichomonaden angegriffen wird, indem diese Parasiten Zellen mit ihren Giften schädigen, zerstören oder vertilgen, aus denen ein Bein oder Arm entstehen sollte. Natürlich fehlt dann beim Neugeborenen der entsprechende Körperteil. Die Ursache liegt dann nicht wie von Ärzten behauptet in den geerbten Genen oder in einer bösartigen Veränderung der Zellen, vielmehr ist sie in den krankheitserregenden Organismen zu suchen.
Sie werden sich jetzt sicherlich fragen, ob dieses Unheil rechtzeitig abgewendet werden kann. Die Antwort ist eindeutig: Ja, wir stehen solchen Krankheitserregern nicht machtlos gegenüber! Aber dazu müssen wir zunächst die Infektionsnatur vieler unheilbarer Erkrankungen anerkennen. Dann werden wir der Sauberkeit unseres Körpers automatisch mehr Aufmerksamkeit schenken als bisher. Mediziner haben dabei ihrerseits Hausaufgaben zu erledigen: Sie sollten im Rahmen von Untersuchungen routinemäßig Blutproben von ihren Patienten entnehmen, die mit modernster Technik auf Krankheitserreger untersucht werden.

Tor zwei: die Genitalien

Mit der Entwicklung der Zivilisation begannen die Menschen für die Reinheit ihres Körpers, ihrer Kleidung und ihrer Nahrung zu sorgen. Seife und Lauge wurden erfunden und die Lebenserwartung stieg. Dennoch wurde die Menschheit auch weiterhin von vielfältigen Leiden heimgesucht. In frühen schriftlichen Überlieferungen gibt es Hinweise darauf, dass die Menschen Verdacht geschöpft hatten, woran das lag. Sie vermuteten, dass Krankheiten über Geschlechtskontakte von einer Person auf die andere übertragen werden konnten. Und sie hatten mit dieser Einschätzung vollkommen Recht.

Heute wissen wir, dass sich der Syphilis- und weitere Erreger in der Tat beim Geschlechtsverkehr verbreiten. Wissenschaftler haben außerdem festgestellt, dass bei Frauen sowohl Bakterien als auch Würmer aus dem Mastdarm in die Harnröhre und Scheide wandern können. Kommt es zu intimen Beziehungen, finden diese wiederum schnell ihren Weg zu den Geschlechtsorganen des Partners und gelangen von dort aus in andere Gewebe des Körpers.

Ohne offensichtliche Symptome sucht jedoch niemand im Blut, in der Lymphe und in den Organen des Menschen nach diesen Gefahr bringenden Parasiten – und das, obwohl sich Infektionserkrankungen in den vergangenen 150 Jahren quantitativ wie qualitativ ausbreiten, darunter Krebs, Herzinfarkt, Diabetes, Arthritis, multiple Sklerose, Schuppenflechte etc. Leider haben die Erreger dieser Leiden – Trichomonaden, andere Parasiten und Mikroorganismen – bislang nicht die ihnen gebührende Aufmerksamkeit von Ärzten und Medizinwissenschaftlern auf sich gezogen.

Dabei habe ich bereits vor mehr als zehn Jahren eindeutig experimentell nachgewiesen, dass Krebs und weitere unheilbare Erkrankungen auf den Einfluss von Parasiten zurückzuführen sind. Mit anderen Worten: Onkologen und Kardiologen – Menschen, die sich aus Berufung mit Krebs und Herz-Kreislauf-Erkrankungen beschäftigen – weigern sich beharrlich anzuerkennen, dass sie es beispielsweise beim Herzinfarkt oder bei bösartigen Tumoren mit dem letzten Stadium der Trichomoniasis (der Erkrankung an Trichomonaden) zu tun haben.

Auch Geschlechtskrankheiten gehen auf die Wirkung von Mikroorganismen und Parasiten zurück. Jedem sollte klar sein, dass Erkrankungen, die beim Geschlechtsverkehr übertragen werden, im frühen Stadium geheilt werden können, vor allem wenn die Erreger bekannt sind. Wir müssen eben nur rechtzeitig nach diesen krankheitserregenden Bakterien, Viren, Pilzen und Protozoen suchen. Dazu gehören:

- ***Trichomonaden:*** winzige Geißeltierchen, die zu den Protozoen (Einzellern) gezählt werden; Erreger der Trichomoniasis; zu den ersten Merkmalen der genitalen Trichomoniasis gehören bei Frauen Hautveränderungen des Gebärmutterhalses, bei Männern die Prostataentzündung.
- ***Herpes-Simplex-Viren:*** Lippenbläschen sind das bekannteste Symptom einer Erkrankung mit dem Virus; Übertragungswege können Geschlechtsverkehr und Küsse sein.
- ***Zytomegalie-Viren:*** in Speichel, Urin, Sperma, Scheidenausfluss, Muttermilch und Blut nachgewiesen; Ansteckungsgefahr besteht beim Geschlechtsverkehr, beim oralen Sex und beim Küssen.
- ***HIV:*** Abkürzung für human immunodeficiency virus = menschliches Immunschwäche-Virus; löst die Krankheit Aids aus.
- ***Candida-Pilze***: Hefepilze; sie besiedeln Haut und Schleimhäute, insbesondere die Scheide; als weißlicher Belag auf der Zunge zu finden.
- ***Gonokokken:*** Bakterien (fachsprachlich: Neisseria gonorrhoeae); Auslöser der Geschlechtskrankheit Tripper (Gonorrhoe); sie finden sich bei Erkrankten häufig in der Mundhöhle und im Rachen, was nach Meinung von Ärzten eine Folge von Oralsex ist; durch das Wandern von Gonokokken in den Mastdarm kann dort eine Gonorrhoe hervorgerufen werden – zu den Krankheitszeichen gehören ein leichter Juckreiz in der Aftergegend, eitrig-schleimiger Ausfluss, schwache Darmblutungen und starke Schmerzen entlang des Mastdarms sowie häufiger und schmerzhafter Stuhldrang und Verstopfungen.
- ***Streptokokken:*** Bakterien; treten sie in der Scheide in großen Mengen auf, verursachen sie unter anderem gelblichen Ausfluss.

• ***Staphylokokken:*** Bakterien; sie können bei Frauen unter anderem Beschwerden beim Harnlassen und bei Männern eine Harnröhrenentzündung auslösen.
• ***Meningokokken:*** Bakterien (fachsprachlich: Neisseria meningitidis); sie werden selbst im Rachen von vermeintlich gesunden Menschen gefunden; Übertragung durch Tröpfcheninfektion beim Anhusten, Niesen und Küssen.
• ***Escherichia coli:*** auch Kolibakterien genannt; sie sind zum Beispiel für Harnwegsinfekte verantwortlich.
• ***Gardnerella vaginalis:*** Bakterien; können zu Scheidenentzündungen und zur Unfruchtbarkeit führen.
• ***Chlamydien, Ureaplasmen, Mykoplasmen:*** Bakterien; Erreger von Geschlechtskrankheiten, die nicht nur die Scheide, sondern auch die Kehle infizieren können.
• ***Treponema pallidum:*** Bakterien aus der Familie der Spirochäten; Syphiliserreger; werden beim Geschlechtsverkehr, durch Küssen oder unmittelbaren Körperkontakt übertragen.

Für all diese Erreger gibt es Nachweismethoden. Beispielsweise können Chlamydien, Trichomonaden und die heute am meisten verbreiteten bösartigen Infektionserreger – Ureaplasmen, Mykoplasmen, Gardnerella, Herpes-Simplex-Viren, Zytomegalie-Viren – mit Hilfe eines Fluoreszenzmikroskops sichtbar gemacht werden. Dazu ist es allerdings notwendig, in jedem Krankenhaus ein solches Mikroskop aufzustellen. Auch andere Diagnoseverfahren, die uns zur Verfügung stehen, sollten häufiger genutzt werden, denn Infektionen, die auf dem Geschlechtsweg übertragen werden, sind äußerst gefährlich für den gesamten Organismus. Sie beschränken sich nicht allein auf die Genitalien ihres Trägers, sondern ihre Erreger breiten sich oft auch in anderen Hohlräumen und Geweben des Körpers aus. Dort können sie großen gesundheitlichen Schaden anrichten.

Tor drei: der Darm

Die Infizierung des Menschen mit Krankheitserregern über den Darm kann unter verschiedenen Umständen erfolgen. Häufig sind

wir bereits infiziert, wenn wir gerade auf die Welt gekommen sind. In den 60er Jahren des vergangenen Jahrhunderts fand dazu eine Untersuchung an zwei Tage alten Neugeborenen statt, mit der bestätigt wurde, dass eine Erstinfektion mit Parasiten bereits im Mutterleib erfolgen kann. Damals wurden bei neun Prozent der Kinder im Mastdarm Trichomonaden in hoher Konzentration gefunden. Bei den Mädchen entdeckte man diese Geißeltierchen darüber hinaus im Genitalbereich.
Neueste Untersuchungen weisen auch das Vorhandensein von Chlamydien und anderen Krankheitserregern in den Körpern von Neugeborenen hin. Nach der Existenz von Trichomonaden wird bei ihnen heutzutage allerdings nicht mehr geforscht. Die Symptome der Kinder, die mit Geschwülsten oder krankem Herz-Kreislauf-System geboren werden, sprechen dennoch für sich – aller Wahrscheinlichkeit nach handelt es sich hierbei um die Folgen einer Trichomonaden-Infektion. Ich selbst habe Neugeborene gesehen, die Fehlbildungen (Geschwülste, schiefe Schädel und Fußschäden) aufwiesen, weil sie sich bereits im Mutterleib mit Trichomonaden und Toxoplasmen – das sind Protozoen, die in erster Linie Gehirn und Lymphknoten befallen – angesteckt hatten.
Auch später im Leben können Krankheitserreger über den Mastdarm in den Körper gelangen: über feuchte Bänke in öffentlichen Badehäusern sowie bei der gemeinsamen Benutzung von Badewannen, Toiletten und Hygieneartikeln. Dabei ist das Risiko besonders groß, sich mit Candida-Pilzen, Bakterien, Trichomonaden, Madenwürmern sowie Eiern und Larven verschiedener Wurmarten anzustecken.

Sie sehen also, dass es eine Vielzahl an Möglichkeiten gibt, sich über den Mund, die Geschlechtsorgane und den Darm zu infizieren. Und weil das Ansteckungsrisiko und die damit verbundene Gefahr für unsere Gesundheit so groß sind, müssen wir den Schwerpunkt auf die Vernichtung der Auslöser von Krankheitssymptomen lenken, anstatt lediglich die Beschwerden zu behandeln. Was bringt es beispielsweise, Kopfschmerzen ständig mit Medikamenten zu therapieren, wenn wir die Verursacher dieses Symptoms, die Spulwürmer, weiterhin ihr Unwesen in unserem Körper treiben lassen? Unsere

Ärzte sollten endlich die grausamen, anpassungsfähigen und äußerst lebenstüchtigen Mikroorganismen ins Visier nehmen – nur wenn wir unseren Feind kennen, können wir die durch ihn ausgelösten Krankheiten an der Wurzel packen. Lediglich dann sind gezielte Therapien möglich und Behandlungserfolge von Dauer.

Niemand ist steril

In meinen früheren Büchern habe ich der Meinung von Onkologen massiv widersprochen, dass Krebs entsteht, weil die Zellen des menschlichen Körpers bösartig und so zu Mördern ihres eigenen Organismus werden. Diese fehlerhafte Einschätzung der Mediziner kann nur damit erklärt werden, dass sie Menschen isoliert von der sie umgebenden Mikrowelt, insbesondere von der großen Menge an krankheitserregenden Parasiten wie Würmern und Trichomonaden betrachten. Dabei bevölkern diese heimtückischen Schmarotzer jeden von uns. Weil viele das nicht wissen, vernachlässigen sie den Schutz der eigenen Gesundheit und missachten grundlegende Hygieneregeln.
Wenn wir erkranken, sucht der behandelnde Arzt in der Regel gar nicht erst nach den Erregern der Krankheit. Er behandelt das Fieber, den Husten, die Schmerzen etc. All diese Symptome sind aber nichts anderes als die Reaktion des Körpers auf spezielle Krankheitserreger. Vielleicht verordnet der Arzt auch ein Antibiotikum – das allerdings richtet manchmal einen noch größeren Schaden beim Patienten an. Die wahren Verursacher, selbst wenn sie lebensbedrohlicher Natur sind, bleiben in den meisten Fällen verborgen. Da sich weder Mediziner noch Patienten ausreichend um den Schutz vor Krankheitskeimen kümmern, ist die Infektionshäufigkeit der Menschen in den vergangenen Jahrzehnten stark gestiegen.
Es ist ein Irrtum zu glauben, es gäbe auf unserer Erde eine Person, die ganz steril ist, also keinerlei schädliche Parasiten oder Mikroorganismen in sich trägt. Ich habe mich mehrfach von dem zunehmenden Infizierungsgrad überzeugen können – bei kranken wie bei gesunden Menschen: Mit Hilfe lichtmikroskopischer Untersuchungen von Blutproben, Vaginal-Abstrichen und Präparaten aus dem Inneren von Zahnfleischtaschen bin ich den Erregern auf die Spur

gekommen. Auch wissenschaftliche Untersuchungen haben gezeigt, dass niemand frei von Trichomonaden ist und dass viele Menschen von Bakterien wie Chlamydien, Mykoplasmen, Ureaplasmen, Streptokokken und Staphylokokken sowie von Zytomegalie-Viren, Pilzen und anderen Mikroorganismen besiedelt sind.

Ich selbst habe mich ebenfalls auf Viren, Bakterien, Protozoen, Pilze und Würmer testen lassen, und zwar mit der Imedis-Methode. Bevor ich auf die Untersuchungsergebnisse eingehe, möchte ich vorwegschicken: Ich bin eine gesunde Frau, im Laufe der vergangenen 15 Jahre habe ich nicht einmal einen Arzt für Allgemeinmedizin aufsuchen müssen. Mehr noch: Da ich seit fünf Jahren jeden Morgen unraffiniertes Sonnenblumenöl lutsche, sind meine Zähne und mein Zahnfleisch völlig gesund. Ich fürchte auch keine Infektionserkrankungen, weil ich meinen Körper regelmäßig reinige, Vitamine und Spurenelemente zu mir nehme und damit mein Immunsystem stärke. Und das Wichtigste: Seit 15 Jahren versuche ich es zu vermeiden, mich bei anderen Menschen und Tieren mit Krankheitserregern anzustecken.

Trotzdem schmeichelte ich mir nie mit der Hoffnung, dass mein Körper absolut steril, das heißt frei von Mikroben oder Parasiten ist. Und in der Tat: Die Untersuchung nach der Imedis-Methode zeigte, dass es solche Organismen in meinem Körper gibt. Sicherlich sind es wesentlich weniger als bei vielen anderen Menschen, aber es sind immerhin noch genug, um zu verhindern, dass ich 100 Jahre alt werde. Eine kleine Chance dazu habe ich dennoch, weil sowohl mit der Imedis-Methode als auch bei einer früheren Untersuchung mit einer anderen Nachweismethode für Mikroorganismen, der Immunofluoreszenz, keine der gefährlichsten Krankheitserreger in meinem Körper gefunden wurden. Ich wurde von folgenden Parasiten verschont: Hundebandwürmern, Saugwürmern, die von der amerikanischen Biophysikerin und Physiologin Dr. Hulda Clark als Krebsverursacher angesehen werden, Syphiliserregern und vielen anderen schrecklichen Krankheitskeimen. Allerdings stellte sich heraus, dass ich Trichomonaden, also Krebserreger, von meiner Mutter geerbt hatte.

Mit meiner Diagnose war ich ziemlich zufrieden, weil ich seit langem wusste, dass kein Mensch keimfrei ist. Wahrscheinlich ist meine Gesundheit aufgrund des geringen Infektionsgrades auch nicht vollends ruiniert – trotz meiner einseitigen Ernährung und meiner bewegungsarmen Lebensweise, denn ich verbringe den größten Teil meiner Zeit in der Bibliothek oder zu Hause über Büchern, im Labor am Mikroskop, an der Schreibmaschine oder am Computer.

Dass wir nicht steril sind, liegt unter anderem daran, dass die Erde lange vor der Erschaffung des Menschen von einer artenreichen Mikrowelt bevölkert wurde. Diese zunächst frei lebenden Mikroben hatten und haben nur ein Ziel: das Überleben der eigenen Art. Deswegen sind sie auf der Suche nach Nahrungsquellen oder unter dem Einfluss von Klimaveränderungen und anderen ungünstigen äußeren Bedingungen stets darauf bedacht, ihren Lebensraum zu erweitern. Sie sind aus diesem Grund irgendwann auch in die Körper von Mensch und Tier eingedrungen und auf eine schmarotzende Lebensweise umgestiegen.
Indem die Mikroben sich von den Säften ihres Wirtes ernähren und giftige Abfallprodukte ihres Stoffwechsels in ihn ausscheiden, beeinträchtigen sie seine Gesundheit und gefährden sogar sein Leben. Ganz schutzlos ist der Mensch diesen Krankheitskeimen gegenüber allerdings nicht.

Wie schützen wir unseren Organismus?

Unser Körper ist den Mikroben nicht hilflos ausgeliefert. Er schützt sich gleich auf drei verschiedenen Wegen vor den Eindringlingen:
- Er baut eine anatomische Barriere (Haut und Schleimhäute) auf;
- Er besitzt eine zelluläre Abwehr mit speziellen Abwehrzellen (Fresszellen und andere);
- Er weist eine so genannte humorale Abwehr auf, bei der Abwehrmoleküle (Antikörper) zum Einsatz kommen.

Weil jeder von uns im Besitz dieser Schutzmechanismen ist, sind die Behauptungen von Onkologen, dass Krebs aus Mörderzellen besteht, gleich mehrfach ärgerlich. Wissenschaftler verpulvern ihre Energie auf der Suche nach den Ursachen und der Entstehungsweise solcher (nicht existierender!) Zellveränderungen. Die schmarotzenden ein- und mehrzelligen Organismen, die tatsächlichen Erreger der unheilbaren Krankheiten ihrer Patienten, lassen sie dagegen außer Acht. Dabei wäre es im Sinne der Kranken wichtig, nach Wegen zu forschen, mit denen die körpereigene Abwehr so unterstützt werden kann, dass Menschen selbst mit den eingedrungenen Keimen fertig werden.

Letztlich gibt es drei Möglichkeiten dafür, wie sich die Beziehung zwischen Krankheitserregern und Mensch entwickeln kann:

- Die Krankheitskeime vermehren sich sehr intensiv und produzieren Substanzen, die den Körper des Menschen immer weiter vergiften. Der Organismus entwickelt im Zuge dessen eine starke Entzündungsreaktion, die schließlich den Tod zur Folge hat. Diese Situation finden wir in der Regel bei Viruserkrankungen und bakterieller Sepsis vor, bei der es aufgrund von Störungen wichtiger Körperfunktionen schließlich zum Kreislaufversagen, Problemen bei der Blutgerinnung und der Nierentätigkeit etc. kommt. Solche Krankheiten nehmen häufig seuchenartige Ausmaße an. Die Pest und schwarze Pocken sind Beispiele dafür.
- Zwischen Mensch und Erreger entwickelt sich ein Gleichgewichtszustand, bei dem die Infektion zu einer chronischen Erkrankung führt (langsame Vermehrung der Mikroorganismen). Eine solche Situation kann mehrere Jahre oder sogar das ganze Leben lang anhalten. In diese Kategorie fallen vor allem parasitäre Erkrankungen wie Toxoplasmose (Erreger sind einzellige Parasiten im Gehirn), Trichomoniasis (Erreger sind einzellige Parasiten, die Trichomonaden), deren letztes Stadium Krebs ist, und Helminthose (Erkrankung infolge eines Befalls mit Würmern).
- Die Schutzmechanismen des Körpers allein oder unter Mithilfe von Medikamenten sind in der Lage, die eingedrungenen Krankheitserreger zu vernichten, den Ausgangszustand wiederherzustellen und eine auf den Erreger bezogene Immunität zu entwickeln. Diese Situation finden wir bei Masern, Windpocken und Typhus vor. Es sind auch Fälle von Selbstheilungen bei Krebskranken bekannt.

Der natürliche Schutz des Körpers kann durch die umsichtige und gezielte Behandlung mit infektionshemmenden Medikamenten (Antibiotika, Antipilzmittel sowie Wirkstoffe gegen Parasiten und Viren) verstärkt werden. Bei Schwerkranken sind diese künstlichen

Substanzen jedoch häufig nicht wirkungsvoll genug, insbesondere wenn die Zusammensetzung der Krankheitserreger beim Patienten nicht eindeutig geklärt ist. Diese Tatsache unterstreicht, wie wichtig es ist, die Schutzfunktionen des Körpers wiederherzustellen, sie zu pflegen und zu stärken.

Den Körper reinigen – das Immunsystem stärken

Aber was sollen Menschen nun tun, nachdem sie erfahren haben, von welchen ungebetenen Gästen sie besiedelt werden? Eines dürfen sie auf keinen Fall: in Panik geraten und sie mit der Brechstange bekämpfen. Dann werden die kleinen Eindringlinge wild und zeigen ihre ganze Macht. Ruhe und einen klaren Kopf bewahren – so lautet das oberste Gebot. Schließlich sind die Würmer, Protozoen, Bakterien und Viren nicht erst seit gestern da. Es gibt sie schon lange und sicherlich haben sie bereits eine Vielzahl von Krankheiten verursacht. Vielleicht wurden die Leiden sogar von Fachärzten behandelt – geschadet hat es den Erregern offenbar nicht.
Wenn wir um die Existenz der Krankheitskeime in uns wissen, besteht unsere Aufgabe zwar darin, den Körper von ihnen zu befreien – allerdings nach und nach. Dazu werden zwei Wege beschritten. Erstens wird der Darm – und später auch andere Organe – gründlich gereinigt. Zweitens müssen wir den in den Körper eingedrungenen Würmern, Bakterien und Viren das Leben möglichst schwer machen, indem wir das eigene Immunsystem stärken, uns ausgewogen ernähren und uns viel bewegen. All dies macht allerdings nur dann Sinn, wenn gesichert ist, dass wir uns nicht erneut anstecken – sei es über das Trinkwasser oder Nahrungsmittel, über Menschen, Tiere, den Erdboden oder unhygienische Gegenstände in Küche oder Bad.
Personen, die mehr und gefährlichere Krankheitserreger aufweisen als ich, müssen noch einen dritten Gesundungsweg durchlaufen, der eine komplexe Kräutertherapie einschließt. In diesem Fall ist eine Beratung durch einen Facharzt empfehlenswert.

Selbst Krebs ist heilbar

Dass Krebserkrankungen ohne den Einsatz von Chemie heilen können, ist seit längerem bekannt. Zum Beispiel haben Wissenschaftler beobachtet, dass sich bei Versuchstieren Geschwülste spontan auflösen können, und so mancher Krebskranker wurde auf unerklärliche Weise oder mit Hilfe von Naturheilmitteln plötzlich gesund. Dem jungen Alexander Solschenizyn ist genau das passiert, als er noch Gefangener der UdSSR-Behörde GULAG war. Dem bekannten russischen Schriftsteller und Publizisten haben damals nicht die Ärzte, sondern ein Leidensgenosse, Heiler und Kenner der Heilkräuter, bei der Genesung von seinem Krebsleiden geholfen. Die Diagnose Krebs muss also weder mit der chemischen Keule bekämpft noch gleichbedeutend mit einem Todesurteil sein.
Um sich auf den Kampf gegen dieses schreckliche Leiden richtig vorbereiten zu können, sollte man allerdings wissen, dass die Ursache des Übels nicht in den Körperzellen, sondern in den Parasiten und Mikroben zu suchen ist. Das bedeutet: Wir müssen nicht die eigenen Zellen, sondern die artfremden Krankheitserreger zerstören, vor allem die Trichomonaden. Da diese Geißeltierchen fähig sind, das Aussehen von normalen Zellen anzunehmen, sind sie von der Fachwelt lange Zeit unentdeckt geblieben. Seitdem die Existenz dieser Parasiten jedoch bekannt ist, sind wir in der Lage, sie aktiv zu bekämpfen. Die Entwicklung der Trichomonaden ist abhängig von der Stärke des körpereigenen Immunsystems und von den neben ihnen im Körper vorkommenden krankheitserregenden Organismen. Deswegen muss sich ein Krebskranker zunächst von diesen begleitenden Krankheitskeimen befreien. Zugleich müssen alle drei Schutzstufen des Menschen (anatomische Barriere, humorale und zelluläre Abwehr) aktiviert und gestärkt werden. Erst danach kann gegen die Trichomonaden vorgegangen werden.

Die Diagnose Krebs trifft die meisten Menschen völlig unerwartet, denn die tückische, meist unheilbare Krankheit entwickelt sich langsam und zunächst ohne jegliche Symptome. Hat sich ein bösartiger Tumor aber erst einmal bemerkbar gemacht und eine bestimmte Größe erreicht, ist die Widerstandsfähigkeit des Körpers bereits

stark beeinträchtigt. Aus diesem Grund können die Trichomonaden nicht sofort massiv angegriffen werden. Sie werden doch das Schlachtfeld nicht einfach so räumen. Bei dem Versuch, sie zu vernichten, werden sie eine Unmenge an Giften ausscheiden und damit den Körper des Kranken weiter schwächen. Sie werden noch aggressiver, vermehren sich schneller und bilden Metastasen.
Die Krebsbehandlung ist daher ein langwieriger, mehrstufiger Vorgang, der äußerst behutsam vonstatten gehen muss. Ich argumentiere folgendermaßen: Wenn der Mensch mit den pathogenen Mikroben Jahre oder gar Jahrzehnte gelebt hat, kann er mit ihnen auch noch einige Zeit weiterleben. In dieser Zeit muss sein Körper von Schlacken sowie von ein- und mehrzelligen Parasiten und deren giftigen Stoffwechselprodukten gereinigt werden. Dabei müssen Kanäle geöffnet werden, über die der Körper die Gifte der absterbenden Eindringlinge selbstständig ausscheidet.
Sicher ist es besser und effizienter eine solche Krebstherapie unter Anleitung eines erfahrenen Facharztes durchzuführen. Da aber nicht alle Menschen diese Möglichkeit haben, werde ich im Folgenden zeigen, wie Sie Ihren Körper selbst reinigen und ihn bei der Gesundwerdung unterstützen können. Wie gesagt: Dieser Prozess ist mit viel Arbeit und Geduld verbunden. Der Kampf gegen die Parasiten muss sehr hartnäckig geführt werden und bis zur vollständigen Genesung erfolgen. Er kann unter Umständen den Rest des Lebens in Anspruch nehmen, insbesondere dann, wenn der Körper bereits sehr krank und schwach ist.

Krankheiten besiegen: ein vierstufiger Behandlungsplan

Den Eigenarten von Krankheitskeimen entsprechend habe ich einen vierstufigen Behandlungsplan entwickelt, mit dem mehr oder weniger gesunde Menschen fit und kranke von Krebs und anderen schweren Leiden geheilt werden können. Er setzt sich aus folgenden reinigenden und gesundheitsfördernden Maßnahmen zusammen:

1. Reinigung des Körpers von Giften, Schlacken und Parasiten wie Würmern und Lamblien.

2. Stärkung des Organismus durch eine ausgewogene Ernährung und die Zufuhr von natürlichen Vitaminen, Mineralstoffen und Spurenelementen. Der Anteil an Gemüse, Salaten, Soja- und Buchweizen-Produkten in der Nahrung sollte sehr hoch sein. Zudem sind die Jodspeicher im Körper regelmäßig zu füllen. Stufe zwei sollte mit Beginn der Stufe eins gestartet und bis zum Lebensende beibehalten werden.

3. Befreiung des Körpers von den für uns Menschen gefährlichsten Keimen: den Erregern von Erkrankungen, die als unheilbar gelten. Dazu gehören zum Beispiel die Trichomonaden als Krebserreger. Die Therapie erfolgt mit Hilfe von Medikamenten unter der Anleitung von Fachärzten.

4. Stimulation des Immunsystems mit dem Ziel der endgültigen Genesung.

In diesem Ratgeber gehe ich intensiv auf die erste und teilweise auf die zweite Etappe meines vierstufigen Behandlungsplans ein, die anderen Etappen stelle ich in separaten Büchern vor. Vielen Menschen werden die ersten beiden Stufen genügen, um frische Energie zu tanken, sich gesünder und leistungsfähiger zu fühlen und Funktionsstörungen des Magen-Darm-Traktes zu beseitigen. Zudem dient die Reinigung der Vorbeugung von Krankheiten, denn ein sauberer Körper ist die Voraussetzung dafür, gar nicht erst an Krebs und Co. zu erkranken.

Aber auch für diejenigen, die aufgrund einer weit fortgeschrittenen Infektion mit den für uns Menschen gefährlichsten Parasiten wie Trichomonaden bereits an so genannten unheilbaren Krankheiten wie Krebs oder Herz-Kreislauf-Erkrankungen leiden, hilft die Reinigung. Solche Menschen sind voll von Giften, Schlacken und einer Vielzahl von unterschiedlichen Parasiten und Mikroben. Da diese den Körper massiv schwächen und das Verdauungssystem schädigen, müssen sie entfernt werden, bevor der Angriff auf die Haupterreger (Stufe drei) beginnen kann. Aus diesem Grund beginnt die Behandlung von Krebs und anderen „unheilbaren“ Krankheiten immer mit einer Reinigung des Darms und der darauf folgenden Säuberung anderer Organe.

Kapitel 1
Parasitenalarm im Darm – darf ich vorstellen...

Es ist schwer zu glauben, aber heute, im Zeitalter der wissenschaftlich-technischen Revolution, in dem die medizinische Wissenschaft über hochmoderne Verfahren zur Diagnostik verfügt, arbeiten Ärzte auf niedrigem Niveau. Mit Hilfe von Ultraschall- und Röntgendiagnostik, mit Tomo- und anderen Graphien wird lediglich der Grad der krankheitsbedingten Veränderungen im Körper festgestellt. Dagegen wird kaum etwas getan, um die wirklichen Verursacher dieser Krankheiten, die biologischen Erreger, zu finden. Mit anderen Worten: Unsere Medizin beschränkt sich bis heute auf das Erkunden und Behandeln von Symptomen.

Wenn sich Ärzte also praktisch nicht für die ein- und mehrzelligen Parasiten der Menschen interessieren, müssen wir selbst auf sie achten – denn sie hausen in uns allen, zerstören unsere Körper von innen und animieren andere Krankheitserreger zu noch mehr Gräueltaten. Jede Therapie von Krankheiten muss daher mit der Bekämpfung dieser stillen Invasion beginnen. Nur wenn wir uns von diesen Parasiten befreit haben, können wir auch die „schnellen" Infektionen – bakterielle und virale – besiegen.

Bevor ich Methoden beschreibe, wie man sich von diesen kleinen Plagegeistern, den Parasiten, befreien kann, möchte ich zunächst einige von ihnen vorstellen.

Die heimtückischen Geißeltierchen

Geißeltierchen gehören zu den Protozoen. Sie bestehen aus einer Zelle, besitzen einen Zellkern und bewegen sich mit peitschenförmigen Zellfortsätzen, so genannten Geißeln, fort. Einige Geißeltierchen sind Krankheitserreger. Dazu gehören die Trichomonaden und die Lamblien.

Trichomonaden

Trichomonaden sind Parasiten im wahrsten Sinne des Wortes. Sie sind mit 3 bis 30 Mikrometern Länge winzig klein. Im menschlichen Organismus leben drei Arten angepasst an ihren bevorzugten Lebensraum: die Mundhöhlen-, die Darm- und die Vaginal-Trichomonaden. Mit Hilfe eines Enzyms, welches das Gewebe auflockert, können sie durch die Gefäßwände in das Blut sowie die Lymphe und in alle Gewebe des Körpers eindringen. Trichomonaden verursachen eine Krankheit, die Trichomoniasis genannt wird.

Die Infizierung mit diesen einzelligen Parasiten erfolgt über den Mund, die Geschlechtsorgane und den Mastdarm. Da sie die Abwehrmechanismen in unserem Körper geschickt umgehen, können sie dort nahezu ungestört ihr Unwesen treiben. Ihre rasante Vermehrung ist eine weitere Garantie für das Überleben der Einzeller. Ich habe mich sehr intensiv und jahrelang mit diesen Parasiten beschäftigt. Dabei bin ich zu der Überzeugung gelangt, dass es sich bei Tumorzellen nicht um entartete körpereigene Zellen handelt, wie Mediziner gemeinhin annehmen, sondern um unbegeißelte Formen der Trichomonaden. Eine Geschwulst ist demnach eine Ansiedlung aus Trichomonaden, die zum sesshaften Lebenswandel gewechselt sind. Die Kolonie entsteht, indem durch Knospung entstandene Tochterzellen neue Zellen bilden, ohne sich von der Mutter zu lösen. Wer mehr über dieses Thema wissen möchte, dem empfehle ich das Buch *Krebserreger entdeckt!* Dort berichte ich ausführlich über Krebs und Trichomonaden. Der Mechanismus der Krebserkrankung funktioniert wie folgt: Die erstmalige Infizierung geschieht bereits im Mutterleib durch Verschlucken von im Fruchtwasser enthaltenen Trichomonaden oder durch den Mastdarm oder Urogenitaltrakt währender Geburt. Ein Teil der Parasiten wandert dann von dem Darm, der Mundhöhle oder dem Urogenitaltrakt in alle Gewebe des Körpers. Indem die Trichomonaden die Nährstoffe des Menschen intensiv nutzen, weiße und rote Blutkörperchen „verschlucken" und in großen Mengen Gifte absondern, schwächen sie den Organismus mehr und mehr. Das führt unter anderem zu Blutarmut, Erschöpfung und Sauerstoffmangel sowie zur Störungen des Nerven- und Immunsystems.

Mit zunehmendem Alter verstärkt sich die Infizierung infolge der vielfältigen Ansteckung über andere Trichomonaden-Träger – entweder durch direkten Kontakt mit infizierten Menschen oder über gemeinsam genutzte Gegenstände. Die Aggressivität der Parasiten wächst. Dabei spielen auch sekundäre Faktoren eine große Rolle: Virus-, Pilz- und andere Infektionen, radioaktive Bestrahlung, falsche Ernährung, eine ungesunde Lebensweise und Mangel an Bewegung unterstützen die Aktivität der Trichomonaden.
Infolgedessen kommt es zu weiteren Störungen: Die Ansteckung mit Darm-Trichomonaden führt zu Geschwüren des Magen-Darm-Traktes, die mit Mund-Trichomonaden zu Parodontitis und die mit Vaginal-Trichomonaden zu Veränderungen am Gebärmutterhals bei Frauen und zur Prostataentzündung bei Männern. Hoher Blutdruck und Impotenz sind auf die Verengung von Blutgefäßen zurückzuführen, die durch das Hineinwachsen von Trichomonaden-Kolonien in das Innere der Gefäße entsteht. Thromben (Blutpfropfen/Blutgerinnsel) bilden sich sehr leicht, wenn eine Ansiedlung von Trichomonaden die Adern oder Venen verstopft. Schmerzen in der Hüfte und im Kniegelenk sind ein Zeichen für die Entwicklung einer Arthritis, deren Hauptverursacher wiederum Trichomonaden und Chlamydien sind. Koordinationsstörungen werden durch verengte Hirngefäße oder multiple Sklerose verursacht – auch hier ist der Haupterreger die Trichomonade – in Kombination mit infektionserregenden Bakterien und Viren. Im letzten Stadium der Trichomonaden-Infektion treten folgende Erkrankungen auf: Krebs verschiedener Organe, Diabetes, Herz-Kreislauf-Krankheiten.

Nachdem ich meine Krebs-Trichomonaden-Theorie veröffentlicht hatte, fragten mich viele Menschen: „Sie behaupten, dass Krebs von diesen Parasiten hervorgerufen wird – können Sie auch sagen, wie man ihn behandeln muss?“ Die Frage kann leider nicht eindeutig mit „Ja“ beantwortet werden. Denn: Die Entdeckung des Krebserregers und der Nachweis, dass unterschiedliche Krebsformen eine einzige Ursache haben, führt nicht automatisch dazu, dass die Krankheit von heute auf morgen geheilt werden kann. Das gilt besonders für Menschen, die in einem fortgeschrittenen Stadium

erkrankt sind oder die bereits alle denkbaren konventionellen, den Körper arg in Mitleidenschaft ziehenden Behandlungsformen über sich haben ergehen lassen.
Die Entdeckung des Erregers bietet uns jedoch die Chance, Krebs vorzubeugen. Haben wir uns von den Trichomonaden befreit, wird es keine Grundlage mehr für die Bildung von Geschwülsten geben. Es gibt natürlich auch die Möglichkeit, eine wirkungsvolle Krebsbehandlung nach dem von mir in Kapitel 1 vorgestellten vierstufigen Behandlungsplan einzuleiten. Allerdings müssen dabei alle Arten von Krankheitserregern im Körper identifiziert und in die Therapie einbezogen werden. Kranke müssen sich auf einen sehr langwierigen Heilungsprozess einstellen.

Lamblien

Zum ersten Mal wurden Lamblien im Jahre 1859 beschrieben: Vilem Dusan Lambl aus Charkow in der Ukraine hat sie damals im Schleim des Darms entdeckt. Vom Aufbau her erinnern sie an „siamesische Zwillinge", die in einer birnenförmigen Hülle eingeschlossen sind. Sie sind 10 bis 30 Mikrometer lang und 5 bis 10 Mikrometer breit. Die Lamblien existieren in zwei verschiedenen Stadien: das vegetative (die bewegliche Form) und das zystoide Stadium (die „eingepackte" Form, in der die Lamblien außerhalb des Menschen bei ungünstigen Umweltbedingungen überleben können). Die vegetativen Formen haben zwei Kerne, vier Geißelpaare und einen Mund, der sich am hinteren Ende des Einzellers befindet. Mit Hilfe dieser Sauggrube haften die Parasiten an der Schleimhaut des Zwölffinger- bzw. des Dünndarms sowie an den Wänden der Gallenwege.
Eine große Ansteckungsgefahr stellen mit Lamblien-Zysten verunreinigte Lebensmittel, rohes Obst und Gemüse sowie verschmutztes Wasser dar. Als Überträger können Nagetiere, Fliegen oder Schaben dienen. Auch die Ansteckung über einen an Lamblien Erkrankten ist möglich – entweder durch unmittelbaren Kontakt zu ihm oder indirekt über gemeinsam genutzte Haushaltsgegenstände. In dem neu erschienenen, zweibändigen „Handbuch der Medizin", das von führenden Spezialisten aus den USA, Großbritannien, Kanada, Isra-

el und Südafrika zusammengestellt wurde, lesen wir: „Die Erkrankung kommt überall vor, besonders dort, wo schlechte sanitäre Bedingungen herrschen, und bei Kindern; in Kindergärten liegt die Infektionsrate bei über 50 Prozent. Die Erkrankungshäufigkeit ist außerdem hoch unter Reisenden, männlichen Homosexuellen sowie unter Personen nach einer Magenentfernung, mit geringem Magensäuregehalt oder solchen, die an einer Entzündung der Bauchspeicheldrüse oder Immunschwäche leiden. In den USA ist Lambliose die am stärksten verbreitete Invasion. In den dokumentierten Epidemiefällen wurde die Infektion von unterschiedlichen Wasserquellen aus verbreitet – von entlegenen Bergflüssen bis hin zu öffentlichen Wasserversorgungssystemen, die zwar chloriertes, jedoch nicht ausreichend gefiltertes Wasser bereitstellten. Als Infektionsquelle können sowohl Mensch als auch wilde Tiere in Frage kommen."

Wenn die beweglichen Formen der Lamblien in den Dickdarm gelangen, gehen sie in ein unbewegliches zystoides Stadium über und können auf diese Weise mit den Exkrementen ausgeschieden werden. Die Zysten sind äußerst widerstandsfähig und überleben geraume Zeit in freier Natur. Sowjetische Wissenschaftler haben Anfang der 1970er Jahre in den südlichen Republiken der Sowjetunion an folgenden Orten Lamblien entdeckt: in oberen Erdschichten, fließenden Gewässern, Teppichen, Jurten und Lehmhütten, Mülltonnen von modernen und ärmeren Wohnvierteln, Abfallhaufen oder -halden und im Abwaschwasser. Es ist also leicht nachvollziehbar, dass Lamblien problemlos in den Körper ihres Wirtes, den Menschen, eindringen können, falls dieser elementare Hygienevorschriften nicht einhält.

Im menschlichen Organismus befinden sich Lamblien vorwiegend im Zwölffinger- und im Dünndarm. Sie gelangen aber auch in die Gallenwege, die Gallenblase, die Leber und die Bauchspeicheldrüse. Im Darm rufen sie Verletzungen und Entzündungen der Schleimhaut hervor. Häufig verläuft die Lambliasis – so lautet die Bezeichnung der Krankheit, die von Lamblien ausgelöst wird – insbesondere kurz nach der Ansteckung ohne Symptome. Haben sich die Parasiten dann erst einmal kräftig vermehrt, kommt es zu Störungen der

Darmtätigkeit. Manchmal tritt Durchfall in Verbindung mit gelben, oft schleimigen und übel riechenden Exkrementen teilweise im Wechsel mit Verstopfungen auf. Regelmäßig sind folgende Symptome zu beobachten: leichte Übelkeit und Aufstoßen, Erbrechen, Blähungen, wehenartige Bauchschmerzen sowie Schmerzen in der Nabelgegend und unterhalb des rechten Rippenbogens. Starke Leberschmerzen und eine Vergrößerung der Leber gehören ebenfalls zu Anzeichen einer Infektion mit Lamblien. Stumpfen diese Schmerzen ab, ist dies ein Hinweis auf die Entwicklung einer durch die Parasiten bedingten Gallenblasenentzündung. Diese weist einige Besonderheiten auf wie häufige akute Schübe, die Tendenz zur Ausweitung der Entzündung auf das Lebergewebe und auf die Gegend um die Gallenwege sowie die Neigung zur Entstehung einer Leberzirrhose. Zudem entwickelt sich bei den betroffenen Personen eine Eosinophilie (Erhöhung der Anzahl bestimmter weißer Blutkörperchen, der eosinophilen Granulozyten) und die Senkungsgeschwindigkeit der Blutkörperchen steigt.
An Lamblias Erkrankte haben Appetitmangel, einen bitteren Geschmack im Mund, eine erhöhte Körpertemperatur und manchmal ein unangenehmes Gefühl in der Herzgegend. Der Blutdruck ist niedrig. Charakteristisch sind auch Symptome wie eine Gelbfärbung der Augäpfel und krampfartige Kontraktionen im Darmsystem. In schweren Fällen kann die gestörte Saugfähigkeit des Darms zu einem starken Gewichtsverlust führen. Die Aufnahme mehrerer Nahrungsbestandteile, darunter Eiweiße und Vitamine, ist eingeschränkt. Die Lamblien spielen bei der Entstehung von Krankheiten wie Hepatitis, Zwölffingerdarm-, Bauchspeicheldrüsen und Darmentzündungen ebenfalls eine nicht unbedeutende Rolle. Die im Zuge der Lambliasis auftretende Anämie und Vergiftung des Körpers bilden die Grundlage für unerklärliche Angstzustände und Depressionen, Melancholie, Apathie, Schwäche und Ermüdungserscheinungen.

Die Lambliasis wird aufgrund der Ermittlung des Erregers in den Fäkalien oder im Inhalt des Zwölffingerdarms diagnostiziert. Allerdings finden sich im Stuhl nur dann Lamblien-Zysten, wenn die Krankheit akut verläuft. Geht sie in die chronische Form über, wer-

den die Zysten lediglich unregelmäßig ausgeschieden, sodass es eventuell mehrerer Untersuchungen bedarf, um den Erreger zu finden. Sollten die Ärzte trotz mehrmaliger Untersuchungen keine Lamblien bei Ihnen entdecken, Sie selbst jedoch eindeutige Symptome einer Lambliasis an sich feststellen, versuchen Sie die Darmparasiten mittels Reinigung selbst loszuwerden.
Bedenken Sie: Lamblien werden von Mensch zu Mensch übertragen. Treten sie bei einem Mitglied der Familie auf, sollten alle anderen im Haushalt wohnenden Angehörigen sich ebenfalls einer Untersuchung unterziehen. Das gilt natürlich insbesondere für Geschlechtspartner.

Würmer beeinträchtigen unser Wohlbefinden

Würmer, fachsprachlich Helminthen genannt, stellen ein großes Problem für unsere Gesundheit dar. Diese mehrzellige Parasiten hausen überwiegend im Verdauungstrakt und in den damit verbundenen Organen. Sie entziehen dem Menschen nützliche Nährstoffe und scheiden giftige Stoffwechselprodukte aus. Diese schädlichen Substanzen gelangen durch die Darmwand ins Blut und in die Lymphe. Besonders gefährlich wird es, wenn die Würmer aus dem Darm in andere Gewebe oder Organe wie die Lebergänge, die Bauchspeicheldrüse oder die Gallenblase wandern.
Helminthen verletzen mit ihren Haken und Saugnäpfen die Schleimhaut des Darms, zerstören sie mit ihren Enzymen und bohren Gänge in die Darmwände, um dort Eier zu legen. Sie zwingen nicht nur den Menschen, sondern auch Trichomonaden mit ihrer Aggressivität zur Abwehr. Letztere reagieren auf jeden Reiz, indem sie sich stark vermehren und unter anderem im Verdauungstrakt Kolonien bzw. Geschwülste bilden. Würmer gehören deswegen ebenso wie schädliche Strahlung, schlechte Umweltbedingungen, eine ungesunde Lebensweise und schlechte Ernährung zu den Auslösern von Krebs.
Die primären Krebserreger sind jedoch die Trichomonaden, weil Geschwülste genau aus diesen einzelligen Parasiten bestehen. Neben Würmern müssen auch krankheitserregende Pilze, Bakterien und Viren zu den sekundären krebsauslösenden Faktoren gezählt wer-

den. Denn diese zwingen die Trichomonaden ebenfalls, aus den Hohlräumen und dem Blut ins Gewebe und in die Organe zu flüchten und dort Kolonien zu bilden, die von Schulmedizinern als Geschwülste und Thromben (in den Blutgefäßen) bezeichnet werden.

Letztlich verschlechtern Würmer also das Wohlbefinden, mindern die Leistungsfähigkeit und können sogar lebensbedrohlich für den Menschen werden. Die Schwere der Krankheitssymptome hängt insbesondere von der Stärke des Immunsystems und von der Art und Menge dieser mehrzelligen Parasiten ab. Es sind Fälle bekannt, in denen sie zu einem Darmverschluss und anschließend zum Tod geführt haben.

Um es nicht so weit kommen zu lassen, müssen wir wissen, wo, wann und unter welchen Umständen wir uns mit Helminthen anstecken können. Nur so lassen sich Vermeidungsstrategien entwickeln. Die Übertragung auf den Menschen erfolgt durch das Schlucken ihrer Eier oder Larven mit kontaminierten Lebensmitteln, verunreinigtem Wasser und bei der Nichteinhaltung von Hygieneregeln nach dem Besuch öffentlicher Toiletten und bei der Arbeit in der Landwirtschaft. In Familien, Einrichtungen mit vielen Kindern und Gastronomiebetrieben ist die Übertragungsgefahr besonders groß, falls nicht auf Sauberkeit geachtet wird.

Um den Buchumfang nicht zu sprengen, werde ich im Folgenden nicht alle Wurmarten vorstellen. Beispielsweise werde ich auf Helminthen, die überwiegend in tropischen und subtropischen Ländern verbreitet sind, nicht gesondert eingehen. Führen Sie sich dennoch vor Augen, dass die Gefahr, sich in diesen Gebieten mit den Parasiten anzustecken, besonders groß ist.

Fadenwürmer (Nematoden)

Zu den Nematoden gehören Spul-, Maden-, Peitschen- sowie Hakenwürmer, Trichinen und andere mehrzellige Parasiten. Diese Helminthen sind sehr weit verbreitet. Hygiene ist eine der wichtigsten Voraussetzungen, um sich diesen Organismen zu erwehren. Das betrifft das Waschen der Hände ebenso wie die Sauberkeit der

Nahrungsmittel und der Toiletten. Auch beim Kontakt zwischen Menschen muss eine Übertragung ausgeschlossen werden.
Zur Diagnose eignet sich die Untersuchung von Stuhlproben. Sie kann auch mit Hilfe des Vega-Testes gestellt werden.

Spulwurm

Spulwürmer, auch Askariden genannt, bewohnen als Parasiten den Dünndarm und verursachen eine Erkrankung, die Askaridose. Sie leben etwa eineinhalb Jahre und werden bis zu 30 Zentimeter lang. Ein Weibchen kann an einem Tag bis zu 200.000 befruchtete Eier legen, die mit den Fäkalien in den Boden gelangen. Zu den Hauptansteckungsquellen gehören schmutzige Hände, Füße und Schuhe, ungekochtes Wasser, ungewaschenes Obst, nicht durchgegarte Nahrungsmittel sowie Böden, die mit infizierten Fäkalien gedüngt wurden, und unsaubere Toiletten. Die Eier der Würmer können auch von Fliegen, Schaben und Ratten übertragen werden.
Erreicht ein Spulwurm-Ei den Darm des Menschen, löst sich die Eihülle auf. Die daraus schlüpfende Larve beginnt nun ihre Reise durch den menschlichen Körper: Sie bohrt sich durch die Wand des Dünndarms, gelangt in die Pfortader und erreicht mit dem Blut die Leber, das Herz und die Lunge. Sie dringt in die Lungenbläschen, in die Bronchien, die Luftröhre und den Rachen ein. Während der Larvenwanderung durch die Lunge kann der Mensch Fieber, Husten, Rasselgeräusche in den Lungen und wandernde Lungeninfiltrate (Verdichtung von Lungenabschnitten) bekommen. Manchmal treten Anzeichen von Nesselsucht auf. Verletzungen des Lungengewebes können zu Folgeinfektionen und Erkrankungen der Atemwege wie vorübergehende Lungenentzündungen und Bronchitis führen. Diese Beschwerden sind kennzeichnend für das erste Stadium der Askaridose.
Larven, die in den Rachen aufgestiegen sind, kommen mit dem Auswurf in den Mund und werden geschluckt. Nachdem sie auf diese Weise zum zweiten Mal in den Darm gelangt sind, wachsen sie zu geschlechtsreifen Würmern heran. Nach der Befruchtung legen die Weibchen dort ihre Eier ab. In der Regel bleiben die Spulwürmer bis an ihr Lebensende im Darm, manchmal wandern sie jedoch auch in die Leber und Gallenblase.

Das zweite Stadium der Askaridose ist durch Magen-Darm-Verstimmungen gekennzeichnet. Dazu gehören: verminderte Esslust oder Abscheu gegenüber bestimmten Speisen, erhöhte Speichelabsonderung, Brechreiz, Darmkoliken, Schmerzen rund um den Nabel und in der Oberbauchgegend nach den Mahlzeiten, Verstopfungen und bisweilen Durchfall. Allgemeines Unwohlsein kann von Fieber begleitet werden. An den Beinen werden gelegentlich feine dunkle, lilafarbene Venennetze oder schlauchartige Adern sichtbar.
Häufig wird eine Schädigung des Nervensystems beobachtet, die durch folgende Symptome gekennzeichnet sein kann: erhöhte Müdigkeit, Reizbarkeit, Kopfschmerzen, Schwindelgefühle, Krämpfe, Schlafstörungen aufgrund von Zuckungen und Alpträume. Zu den Komplikationen, die im Rahmen der Askaridose auftreten können, gehören das Zähneknirschen beim Schlafen und Bronchospasmen (krampfartige Verengungen der Atemwege) bis hin zur Entwicklung von für Bronchialasthma typischen Anfällen. Häufig wird eine erhöhte Konzentration von eosinophilen Granulozyten (bestimmte Art der weißen Blutkörperchen), manchmal auch Anämie beobachtet. Askaridenklumpen verschließen im Extremfall den Darm und verstopfen die Gallengänge und den Ausführungsgang der Bauchspeicheldrüse. Beim Eindringen der Spulwürmer in die Leber und Gallengänge können sich Abszesse bilden oder Gallenblasen- und Gallengangentzündungen auftreten. Gelangen die Parasiten in den Blinddarm, kann es zur Blinddarmentzündung kommen. Um die Wiedereinwanderung der Spulwurmlarven aus der Lunge in den Mund und von dort in den Verdauungstrakt zu verhindern, empfehle ich die Ölziehkur (siehe Kapitel 2/„Die Ölkur – Anwendung und was sie bewirkt"). Mit ihrer Hilfe lässt sich nicht nur die Mundhöhle reinigen, sondern es werden auch die Bronchien gesäubert.

Madenwurm

Madenwürmer wohnen im unteren Bereich des Dünndarms und im Dickdarm. Sie lösen eine Erkrankung aus, die als Enterobiose bezeichnet wird. Die Eier der bis zu zwölf Millimeter langen Würmer gelangen mit verunreinigter Nahrung, über schmutzige Hände sowie Gegenstände und über den Kontakt mit Menschen, die sich mit Madenwürmern angesteckt haben, in den menschlichen Körper. Außerdem können in der Luft schwebende Wurm-Eier eingeatmet und verschluckt werden. Eine Eigenansteckung ist ebenfalls möglich: Beim Kratzen juckender Partien bleiben die Eier an den Fingern und unter den Fingernägeln haften und gelangen so in den Mund, auf die Unterwäsche, die Bettwäsche, auf Spielsachen etc. Dort überleben sie bei Zimmertemperatur bis zu drei Wochen. Die Erkrankungshäufigkeit unter Kindern, die einen Kindergarten besuchen, beträgt nach Schätzung ausländischer Fachleute bis zu 90 Prozent. Experten gehen davon aus, dass 500 Millionen Infektionen weltweit pro Jahr auftreten – in allen Ländern und schichtübergreifend.

Die Madenwurm-Weibchen kriechen nach der Befruchtung – in der Regel nachts – aus dem Mastdarm und legen die Eier rund um den After ab. Dabei kann es zu starkem Juckreiz kommen. Die Eier gelangen auf diese Weise leicht auf die Nachtkleidung oder auf die Bettwäsche. Hat man sich mit Madenwürmern angesteckt, muss man während des Prozesses der Reinigung von diesen Würmern neben einer Unterhose unbedingt eine zusätzliche lange Hose mit Gummizug an den Beinen anziehen, um das Bett vor Wurm-Eiern zu schützen. Selbstverständlich müssen alle Mitglieder eines Haushalts auf Madenwürmer untersucht und eventuell auch behandelt werden, wenn eine Person an Enterobiose erkrankt ist.

Von Madenwürmern befallene Menschen bemerken ihre Erkrankung lange Zeit nicht, weil zunächst keine Symptome auftreten. Irgendwann machen die Parasiten dann jedoch durch Juckreiz in der Analgegend auf sich aufmerksam. Außerdem bekommt der Kranke Angstzustände und Depressionen, ist stark reizbar und wird von migräneähnlichen Kopfschmerzen gequält. Bei kleinen Mädchen können die Madenwürmer in die Scheide eindringen und dort eine Entzündung verursachen. Dies kann auch bei Frauen passieren, wenn die Madenwürmer infolge einer Behandlung mit wurmtreibenden Mitteln aus dem Darm in die Vagina getrieben werden. Deswegen muss bei einer Darmreinigung mit antiparasitären Kräutern immer auch der Genitalbereich in die Behandlung mit einbezogen und gesäubert werden.

Peitschenwurm

Der Peitschenwurm lebt im Dünn- und im Dickdarm. Der kleine Parasit ist vier bis fünf Zentimeter lang und verursacht eine Erkrankung, die Trichuriasis genannt wird. Den Peitschenwurm trifft man vorwiegend in tropischen und subtropischen Gebieten an. Die Entwicklung der Larven in den Eiern dauert zwei bis drei Wochen. Die Ansteckung erfolgt über auf verseuchten Böden gewachsenes Gemüse und Obst, über verunreinigtes Wasser, unsaubere Toiletten und schmutzige Hände.

Nachdem die Eier des Peitschenwurms in den Verdauungstrakt gelangt sind, schlüpfen aus ihnen Larven, die sich zunächst im unteren Abschnitt des Dünndarms festsetzen und später in den Dickdarm wandern. Die Lebensdauer des Peitschenwurms beträgt vier bis fünf Jahre. Das Weibchen kann an einem Tag mehrere Tausend Eier legen, die mit den Fäkalien ausgeschieden werden.

Nach dem erstmaligen Eindringen der Larven in den Darm vergehen etwa zwei Monate, in denen keine Symptome auftreten. Ist der Befall fortgeschritten, kommt es zu folgenden Krankheitsanzeichen: verminderte Esslust, Reizbarkeit, Brechreiz, Bauchschmerzen, Durchfall, Schlafstörungen, Kopfschmerzen, manchmal Krämpfe und allgemeines Unwohlsein. Besonders starker Befall durch den Peitschenwurm kann zur Dickdarmentzündung, zu Darmblutungen, zur Anämie, Gewichtsverlust und Appendizitis (Entzündung des Wurmfortsatzes des Blinddarms) führen. Zu den ernsthaften Komplikationen der Trichuriasis gehören Zysten, Polypen oder Geschwülste an den vom Peitschenwurm verletzten Darmwänden.

Hakenwurm

Hakenwürmer sind im Dünndarm und im Zwölffingerdarm zu Hause. Sie sind etwa einen halben bis eineinhalb Zentimeter lang. Die Ansteckung des Menschen erfolgt über Erdboden, der mit verseuchten Fäkalien verschmutzt ist. Gelangen die Wurm-Eier in warmen und feuchten Boden, entwickeln sich daraus Larven, die nach einigen Tagen fähig sind, durch die Haut in den Körper des Menschen einzudringen. Die Larven können einige Monate lang im Boden überleben und dort auf ein Opfer warten. Sobald sie über die Haut in die Blutgefäße gelangt sind, wandern sie über die Lungen-

bläschen und die Bronchien in den Rachen und in die Mundhöhle. Dort werden sie geschluckt und erreichen so den Darm, in dem sie sich zu geschlechtsreifen Würmern entwickeln. Ein Weibchen kann bis zu 10.000 Eier am Tag legen.
Die Ansteckung mit Hakenwürmern kann nicht nur über die Haut, sondern auch durch den Verzehr von verseuchtem Gemüse und Obst sowie beim Trinken von verunreinigtem Wasser erfolgen. In diesen Fällen gelangen die Larven sofort in den Darm.
Die Würmer durchbohren die Darmwand und ernähren sich von austretendem Blut. Das führt zu lange andauernden Darmblutungen. Im Unterschied zu anderen Helminthen haben Hakenwürmer praktisch keine Inkubationszeit. Fast immer tritt an der Stelle, an der die Larve in die Haut eingedrungen ist, sofort ein juckender Hautausschlag auf. Menschen, die von Hakenwürmern befallen sind, haben eine blasse Haut, fühlen sich schwach und leiden unter Kopfschmerzen. Am Anfang der Infektion klagen die Betroffenen über fehlenden Appetit, Schmerzen in der oberen Bauchgegend, Schwindel, Brechreiz, Atemnot sowie über Ödeme im Gesicht und an den Beinen. Zu den Symptomen einer Erkrankung durch Hakenwürmer gehören auch Magen-Darm-Verstimmungen wie Durchfall, Störungen des Nervensystems, Lymphgefäß- und eiternde Hautentzündungen. Das Risiko eines Kreislaufversagens ist erhöht.
In einem späteren Stadium der Infektion können Nasenbluten, Veränderungen im Herz-Kreislauf-System, Anämie und Appetitanomalien (Verlangen nach Lehm, Kreide oder Erde) hinzukommen. Chronische Blutungen führen bei Kindern zu Wachstums- und Entwicklungsverzögerungen.

Trichine

Trichinen hausen im Dünndarm, im Dickdarm (geschlechtsreife Würmer) und im Muskelgewebe (Larven). Ein Befall verursacht eine Erkrankung, die als Trichinose bezeichnet wird. Die Trichine ist ein kleiner Wurm von bis zu vier Millimetern Länge, der keine Eier, sondern Larven zur Welt bringt. Die Ansteckung des Menschen erfolgt vor allem über den Verzehr von rohem oder zu kurz gebratenem und mit Trichinenlarven verunreinigtem Fleisch von Schweinen.

Während der Verdauung der Nahrung lösen sich die Kapseln der Larven im Magen oder im Zwölffingerdarm auf und die frei gewordenen Larven gelangen in die Schleimhaut des Zwölffinger- oder Dünndarms. Dort entwickeln sie sich zu geschlechtsreifen Würmern. Diese scheiden ihre Larven direkt in die Lymphe aus. Mit der Lymphe werden sie im gesamten Körper verteilt. Lebensfähig bleiben aber nur die Larven, die in die quer gestreiften Muskeln (Skelettmuskeln) gelangen. Sie dringen in die Muskelfasern ein und verursachen dort Entzündungen, die sich in Form von Schmerzen und Muskelschwäche bemerkbar machen. Zwei bis drei Monate nach dem Befall eines Menschen bilden sich rund um die Larven zitronenförmige Kapseln, die nach sechs Monaten verkalken. In diesem Zustand sind die Larven mehrere Jahre lang lebensfähig.
Zu den Frühsymptomen der Trichinose, die sich bereits ein bis zwei Tage nach dem Verzehr von verseuchtem Fleisch bemerkbar machen, gehören Beschwerden im Magen-Darm-Trakt und Fieber. Später, nach 7 bis 15 Tagen, treten spezifische Krankheitsanzeichen auf: Ödeme der oberen Augenlider, manchmal auch Ödeme des Gesichts und der Extremitäten. Diese bleiben ein bis zwei Wochen. Später können schmerzhafte Blutergüsse in der Netzhaut der Augen entstehen. Bald nach diesen Symptomen entwickeln sich Muskelschmerzen, Nesselsucht, Blutergüsse unter den Fingernägeln, Fieber, starke Schweißabsonderung, Schüttelfrost und Schwäche. Besonders stark schmerzen die Muskeln, die an der Atmung und am Sprech- sowie Schluckvorgang beteiligt sind. Es kann zu starker Atemnot kommen, die manchmal tödlich endet. Die Muskeln des Kranken sind versteift. Das Fieber ist wechselhaft. Mit dem Fieber verschwinden die Schmerzen.
Werden die Larven, die nicht in die Muskeln gelangt sind, sondern sich über den gesamten Körper verteilt haben, zerstört, kann es zu ernsthaften Entzündungen der Lymphknoten, des Brustfells, des Herzmuskels, der Mundschleimhaut, der Hirnhaut, des Gehirns und der Harnblase kommen. Weitere Komplikationen sind die komplette Lähmung einer Körperhälfte und eine bei manchen Menschen lebensbedrohliche Herzinsuffizienz (Herzschwäche). Das Blut von Menschen mit Trichinose weist eine erhöhte Anzahl an bestimmten weißen Blutkörperchen auf, so genannten eosinophilen

Granulozyten. Dies ist ein typisches Zeichen dafür, dass sich das Immunsystem gegen die Trichinen wehrt. Auch bei dem Befall mit anderen Fadenwürmern ist eine Vermehrung der eosinophilen Granulozyten zu beobachten.
Die meisten Symptome der Trichinose verschwinden etwa drei Monate nach der Ansteckung, undefinierbare Muskelschmerzen und Ermüdungserscheinungen können allerdings noch Monate andauern.

Bandwürmer (Zestoden)

Zestoden oder Bandwürmer leben wie die Fadenwürmer als Parasiten im Darm des Menschen. Wer sich vor ihnen schützen will, muss darauf achten, dass er sich nicht mit den Eiern der Würmer infiziert. Das geschieht, indem Rind-, Schweinefleisch und Fisch vor dem Verzehr ausreichend gegart werden. Für das rohe Fleisch sollte ein separates Schneidebrett verwendet werden. Alle Gegenstände, die mit dem rohen Fleisch oder Fisch in Berührung gekommen sind, müssen anschließend gut gereinigt werden. Die Hände sollten nach der Zubereitung mit Seife gewaschen werden. Wichtig ist auch, auf saubere Toiletten zu achten.

Fischbandwurm
Der Fischbandwurm, auch breiter Bandwurm genannt, lebt im Dünndarm. Die Ansteckungsgefahr ist besonders groß bei Menschen, die vom Fischfang leben oder rohe, ungenügend gegarte und schwach gesalzene Fische essen. Auch Hunde, Katzen und Schweine, die mit Rohfisch gefüttert wurden, können dem Fischbandwurm als Hauptwirt dienen. Beim Verzehr von nicht ausreichend erhitztem Schweinefleisch ist deswegen ebenfalls Vorsicht geboten. Der Fischbandwurm kann bis zu 15 Meter lang werden. Mit seinen Haftorganen am Kopf saugt er sich an der Darmwand fest. Sein Hals ist fadenförmig und der Körper besteht aus vielen Gliedern, so genannten Proglottiden. Jedes dieser Segmente ist mit einem vollständigen Geschlechtsapparat ausgestattet. Die Eier werden von den Proglottiden in den Darm abgegeben und mit den Fäkalien ausgeschieden. Dadurch können einen infizierten Menschen pro Tag

mehrere hunderttausend oder sogar über eine Million Eier verlassen. Diese gelangen dann ins Abwasser und schließlich in Flüsse und Seen. Im Wasser entwickeln sich aus den Eiern die Larven, die von ihrem ersten Zwischenwirt, dem kleinen Zyklopen-Krebs, verspeist, aber nicht verdaut werden. Wird der Krebs von einem Fisch vertilgt, dringen die Larven in dessen Organe ein. Die nächste Station auf dem Weg zum ausgewachsenen Bandwurm ist der Mensch. Verzehrt er mit den Parasiten verseuchte und nicht ausreichend erhitzte Fische, gelangen die Larven in seinen Darm, wo sie sich zu geschlechtsreifen Würmern entwickeln.

Infizierte Menschen klagen über Appetitlosigkeit, Brechreiz oder Erbrechen, erhöhte Speichelabsonderung, Schwäche, Herzklopfen, Schwindel und Atemnot. Der Fischbandwurm mag Vitamin B12, was zu Vitaminmangelerscheinungen beim Menschen führen kann. Dadurch treten unter anderem folgende Leiden auf: Druckempfindlichkeit an Zunge und am Brustbein, Milz- und Lebervergrößerung, Achylie (Fehlen von Verdauungssäften), Augenkrankheiten, Allergien und Störungen des Nervensystems.

Vom Fischbandwurm befallene Menschen werden mit der Zeit sehr beleibt. An den Beinen werden vor allem bei Frauen geschwollene Adern sichtbar und die Haut bekommt eine glutrote Farbe. Am ganzen Körper wird Fett angesetzt, der Kopf wird rund, der Hals verschwindet, die Wangen werden dick und die Augen verwandeln sich in Schlitze. Ich bin davon überzeugt, dass diese Verfettung eine Schutzreaktion des Körpers auf die Parasiten darstellt: Der Riesenwurm nimmt im Darm Nährstoffe auf und scheidet giftige Produkte aus, die teilweise in das Blut des Menschen gelangen. Um eine Blutvergiftung zu vermeiden, ist der Körper gezwungen, diejenigen Gifte, die er nicht neutralisieren oder ausscheiden kann, in Depots abzulagern. Dafür wird reichlich Fettgewebe angelegt. Fastenkuren bringen hier wenig. Im Anschluss an solche Diäten wird sich der Wurm noch mehr Nährstoffe holen und der Körper wird noch mehr Fett anlegen, um Gifte dort zu deponieren. Deswegen müssen zunächst die Würmer vernichtet werden – erst danach macht es Sinn, das Körpergewicht mit Hilfe einer Fastenkur zu reduzieren.

Wer ohne eine Diät Pfunde verlieren will, kann täglich große Mengen Haferabsud (ein Liter und mehr) trinken, während er die Reinigung von dem Fischbandwurm vornimmt. Ein Rezept zur Herstellung des Absuds finden Sie in Kapitel 2/„Sanfte Darmeinigung mit Getreide-Extrakten". Im Anschluss an die Reinigung können appetitsenkende Heilabsude helfen, um das Körpergewicht in gewünschten Grenzen zu halten. Dazu eignet sich beispielsweise Maishaartee (siehe Kapitel 4/„Zur Steigerung der Gallenabsonderung").

Rinderbandwurm

Der Rinderbandwurm lebt im Dünndarm. Mit dem Parasiten können sich Menschen anstecken, die rohes bzw. halbrohes Rindfleisch verzehren oder damit Umgang haben und grundlegende Hygieneregeln nicht einhalten.

Rinder infizieren sich, indem sie Eier mit verunreinigtem Wasser oder Gras aufnehmen. Im Darm der Rinder schlüpfen die Larven. Sie dringen in die Darmwand ein und gelangen in die Blutgefäße. Mit dem Blutstrom werden sie über den gesamten Körper verteilt und setzen sich in den Skelettmuskeln fest. Hier kapseln sie sich ein und bilden so genannte Finnen. Verzehrt ein Mensch nicht genügend erhitztes Rindfleisch, bleiben diese Finnen lebensfähig und gelangen in den Verdauungstrakt. Dort lösen sie sich auf und die Larven werden freigesetzt. Diese saugen sich an der Wand des Dünndarms fest. Innerhalb von drei bis vier Monaten entwickeln sich nun die vier bis sechs Meter langen geschlechtsreifen Würmer Die Lebensdauer der Parasiten liegt bei fünf bis sieben Jahren. Infizierte Menschen scheiden pro Tag mehrere mit Eiern angefüllte Bandwurmglieder aus.

Der Befall mit dem Rinderbandwurm verläuft beim Menschen in der Regel ohne Symptome. Die fortgeschrittene Erkrankung ist nur in seltenen Fällen durch folgende Beschwerden gekennzeichnet: Schwäche, Anämie, Appetitlosigkeit, Brechreiz, Erbrechen, Schmerzen im Oberbauch, unstabiler Stuhlgang und Gewichtsverlust. Bei starkem Appetit kann es auch zu einer Gewichtszunahme kommen, die ähnlich ausgeprägt ist wie die beim Fischbandwurm. Um die überflüssigen Pfunde loszuwerden, kann wie beim Fischbandwurm beschrieben vorgegangen werden.

Schweinebandwurm
Der Schweinebandwurm besiedelt den Dünndarm des Menschen. Geschlechtsreife Würmer haben eine Länge von bis zu vier Metern. Der Parasit weist einen ähnlichen Entwicklungszyklus wie der Rinderbandwurm auf; das Larvenstadium kann aber nicht nur im Tierkörper, sondern auch im menschlichen Organismus durchlaufen werden. Deshalb sind zwei Ansteckungswege möglich: erstens die Infektion über verseuchtes Trinkwasser oder über den Verzehr von rohem oder halbrohem Schweinefleisch, das Larven enthält, und zweitens die Selbstansteckung.
Die Symptome eines Befalls mit dem Schweinebandwurm ähneln denen bei der Infektion mit dem Rinderbandwurm. Befinden sich viele Larven des Schweinebandwurms im Körper des Menschen, kann sich darüber hinaus eine Krankheit entwickeln, die als Zystizerkose bezeichnet wird. Sie entsteht, wenn die Larven beim Menschen durch die Darmwand in die Blutgefäße wandern und von dort aus in die Haut, die Skelettmuskeln, die inneren Organe, das Rückenmark, das Gehirn und in die Augen gelangen. Die Larven wachsen dort weiter. Dabei zerquetschen und zerstören sie das Gewebe.
Bei der Zystizerkose kommt es zu Muskelschmerzen und Fieber. Die Muskeln degenerieren mit der Zeit. Zu den Anzeichen der Krankheit gehören außerdem: Schwäche und Schwindel, Migräneanfälle, verminderte Leistungsfähigkeit, leichte Erregbarkeit, ein Nachlassen des Sehvermögens bis hin zur Erblindung, Appetitlosigkeit, Brechreiz, Erbrechen, Verstopfung oder Durchfall und starke Ödeme im Gesicht. Bei den Kranken entwickeln sich früh tiefe Furchen im Gesicht, die Haut bekommt hängende Falten. So wird der Kranke zu einem Abbild dessen, was in den Tiefen des Körpers vorgeht. Der genaue Krankheitsverlauf der Zystizerkose hängt davon ab, in welchen Organen sich die Larven des Parasiten hauptsächlich aufhalten. Viele Menschen ahnen nicht, dass sie von den tückischen Würmern und ihren Larven von innen aufgefressen werden, denn das Krankheitsbild ist beim Schweinebandwurm – ähnlich wie beim Befall mit anderen Würmern – meist nicht deutlich ausgeprägt. Ärzte stellen oft völlig falsche Diagnosen und behandeln mit Antibiotika gegen Bakterien, anstatt die Kranken von ihren Parasiten zu

befreien. Vielfach wird das Erkennen der Erkrankung auch dadurch erschwert, dass Menschen neben den verschiedenen Wurmarten außerdem Candida-Pilze und andere Mikroben in sich tragen – die von diesen Erregern ausgelösten Symptome können sich überlagern. Eine gesicherte Krankheitsbestimmung, die für eine gezielte Behandlung unumgänglich ist, kann nur mit Hilfe spezieller Verfahren erfolgen; nicht alle Methoden werden in jeder klinischen Einrichtung angeboten. Beim Schweinebandwurm können abhängig vom Aufenthaltsort der Parasiten im Körper folgende Diagnosemöglichkeiten angewendet werden: Immunfermentanalyse des Blutes und der Rückenmarkflüssigkeit, Biopsie oder Röntgenuntersuchung, Augenspiegelung, Computertomographie oder Magnet-Resonanz-Tomographie und Immunoblotting. Die Diagnose kann auch mit Hilfe einer Untersuchung der Analgegend gestellt werden.

Zwergbandwurm

Der Zwergbandwurm bewohnt den Dünndarm. Geschlechtsreife Würmer haben eine Länge von bis zu drei Zentimetern. Die größeren Glieder des Parasiten enthalten reife Eier. Scheidet ein Mensch die Eier aus, sterben sie verhältnismäßig schnell ab. In der Regel verlassen sie den Darm jedoch nicht, sondern heften sich an den Darmzotten fest. Im Dünndarm entwickeln sich aus den Eiern Larven. Der gesamte Entwicklungszyklus kann also im Körper eines Menschen ablaufen. In einem einzigen Organismus können mehrere Tausend Zwergbandwürmer leben. Deshalb sind diese Parasiten so gefährlich, obwohl sie sehr klein sind.

Die Ansteckung mit dem Zwergbandwurm erfolgt bei unmittelbarem Kontakt mit einem infizierten Menschen. Nachdem die Eier in den Körper des neuen Wirtes gelangt sind, schlüpfen Larven daraus und dringen in die Wand des Dünndarms ein. Innerhalb von etwa zwei Wochen entwickeln sich aus den Larven geschlechtsreife Würmer, welche die Zotten des Dünndarms zerstören und auf diese Weise den Darm verletzen.

Zu den Symptomen eines Befalls mit Zwergbandwürmern gehören Appetitveränderungen, Schwindel, schnelle Ermüdbarkeit und Brechreiz, manchmal Erbrechen mit viel Schleim und Blut, Bauchschmerzen und Verdauungsstörungen wie Durchfall. Kinder

bekommen manchmal epileptische Anfälle. Nicht immer treten all diese Beschwerden zusammen auf und manchmal sind sie nicht klar ausgeprägt.
Ob ein Mensch an den Folgen einer Zwergbandwurminfektion leidet, lässt sich aus verschiedenen Symptomen schließen: Die frühesten unter ihnen sind Ödeme an den Beinen, die sich besonders in der warmen Jahreszeit bilden. Auch Papillome – gutartige Geschwülste der Haut und der Schleimhäute, die in Form von Papillen hervortreten – können auf einen Befall mit den Würmern hindeuten. Die Papillome treten am Hals, an der Brust (bei Frauen unter der Brust), in der Leistengegend oder an der Zunge auf. Die Körperform verändert sich bei Menschen mit Zwergbandwürmern ebenfalls: Langsam nehmen Beine und Hüfte überproportional zum Oberkörper an Umfang zu. Über den Knien hängen nach einiger Zeit Fettfalten. Die Haut bekommt in diesem Bereich eine rote Farbe. Der Blutdruck sinkt langsam auf Werte von 100 zu 70 mmHg oder weniger. Bei den Kranken schwindet nach und nach die Lust auf Bewegung und Aktivität im Leben und die Leistungsfähigkeit sinkt. Psychische Veränderungen lassen Betroffene nicht mehr lächeln; sie sind unzufrieden und stellen immer höhere Anforderungen an andere.

Hundebandwurm

Die Echinokokken oder Hundebandwürmer, deren Larven beim Menschen überwiegend in der Leber als Parasiten leben, verursachen eine Erkrankung, die als zystische Echinokokkose bekannt ist. Der Fuchsbandwurm, dessen Hauptwirte Füchse, Marderhunde und seltener auch Haushunde und Katzen sind, ist ein naher Verwandter des Hundebandwurms. Er weist ähnliche Eigenschaften auf und ist Auslöser einer für den Menschen lebensbedrohlichen Wurmerkrankung. Hauptwirte des Hundebandwurms sind Hunde, Dingos und Wölfe, als Zwischenwirt befällt er Menschen, Schafe, Schweine und Elche. Besonders ansteckungsgefährdet sind Kleinkinder, die engen Kontakt mit Hunden haben und in einem Haushalt auf dem Boden spielen, in dem Hunde gehalten werden. Es ist auch ein Befall über verunreinigtes Wasser, verseuchte Lebensmittel und Haushaltsgegenstände möglich. Als Vorbeugungsmaßnahme wird empfohlen, Hunde, die im Haus leben, zu entwurmen. Noch besser: Man lässt die Haustiere gar nicht erst in die Wohnung. Beim Gassigehen sollte der Hundekot sofort entsorgt werden, damit sich keine unschuldigen Menschen anstecken.

Der geschlechtsreife Bandwurm, der im Dünndarm des Hundes nistet, ist etwa fünf Millimeter lang und besteht aus einem Kopfteil und drei Gliedern (Proglottiden). Das Endglied enthält die reifen Eier. Platzt es auf, werden diese freigesetzt und verlassen mit den Fäkalien den Darm. Gelangen die Eier beim Menschen über den Mund in den Magen, löst sich ihre Schale auf. Die Larven dringen in die Dünndarmwand ein, gelangen in die Blutgefäße und wandern über das Pfortadersystem insbesondere in die Leber. Die Larven können aber auch Lunge, Nieren, Hirn, Knochen und andere Organe befallen. Im Gewebe bilden sich Echinokokken-Zysten – das sind aus einer oder mehreren Kammern bestehende, flüssigkeitsgefüllte Blasen, um die der menschliche Organismus eine feste Hülle aus Bindegewebe bildet. Aus ihnen werden schließlich Vorstufen der Bandwürmer entlassen. Ihre Geschlechtsreife erreichen die Parasiten erst im Darm des Endwirtes, also im Hund.

Die Zysten der Hundebandwürmer bilden sich am häufigsten in der menschlichen Leber und führen zu einer Vergrößerung dieses Organs. Insbesondere am Anfang der Erkrankung treten keine Beschwerden auf. Ein frühes Symptom der zystischen Echinokokkose ist die Eosinophilie, die beim Eitern der Echinokokken-Zysten verschwinden kann. Mit der Zeit können Druckschmerzen im Bauch auftreten. Später lassen sich verhärtete Stellen ertasten. Je nachdem, wo die Zysten sitzen und wie groß der Befall ist, kann es zu einer Bauchwassersucht, zu einer Gelbsucht oder zu Atembeschwerden kommen. Ein Platzen der Blasen ist mit Bauch- und Brustschmerzen, Husten und Bluthusten verbunden. Infolgedessen können Fieber, Nesselsucht und heftige allergische Reaktionen auftreten. Zu den schlimmsten Komplikationen der Leber-Echinokokkose zählt das Eitern der Echinokokken-Blasen.

Besonders gefährlich sind die Blasen im Gehirn. Man darf auf keinen Fall ein Wachstum der Zyste oder deren Durchbruch ins Hirn zulassen. Dazu muss in erster Linie eine Darmreinigung mit antiparasitären Kräutern sowie Silizium (siehe Kapitel 3) und eine Reini-

gung anderer Organe vorgenommen werden – die Ernährung sollte auf der Basis einer Trennkost erfolgen. Durch all diese Maßnahmen werden ungünstige Wachstumsbedingungen für die Parasiten geschaffen. Der regelmäßige Verzehr von Ergänzungslebensmitteln, die reich an Kalzium, Silizium, Lithium, Jod, Kupfer, Selen und anderen Mineralien sind, fördert die Verkalkung der Echinokokken-Zysten. Auf diese Weise entstehen stabile Kalkkapseln, die das Platzen der Zysten verhindern. Gemüsesäfte und Salate aus Rüben, Karotten und Rettich, die mit hochwertigem Kefir angemacht werden, unterstützen den positiven Verlauf der Erkrankung.
Mit Hilfe von Ultraschall und Computertomographie lassen sich Echinokokken-Bläschen in der Leber diagnostizieren. Ob Zysten in der Lunge vorliegen, kann mit einer Röntgenuntersuchung festgestellt werden. Zum Nachweis von Echinokokken im Körper kann auch die Imedis-Methode eingesetzt werden. Wenn Sie keine Möglichkeit haben, diese Untersuchungen zu durchlaufen, müssen Sie Ihre Beobachtungsgabe nutzen und auf die oben aufgeführten Symptome achten. Ein Indiz für eine Echinokokkose sind zum Beispiel Fettpolster in der Bauchgegend – dabei bilden sich dicke herunterhängende Fettfalten. Hüften und Beine werden ebenfalls sehr dick.

Saugwürmer (Trematoden)

Zu den Saugwürmern gehören Leberegel und andere Parasiten. Diese Helminthen verursachen Erkrankungen, die als Trematodosen bezeichnet werden. Sie sind bei Personen verbreitet, die regelmäßig Süßwasserfische essen.

Katzenleberegel (sibirischer Leberegel)
Der sibirische Leberegel, auch Katzenleberegel genannt, bewohnt Leber, Gallenblase oder Bauchspeicheldrüse des Menschen. Mit diesem Parasiten können wir uns beim Verzehr von rohem, gedörrtem, tiefgefrorenem oder ungenügend gesalzenem Fisch anstecken. Ansteckungsquelle können auch vom Leberegel befallene Menschen sein sowie Katzen, Hunde und Zuchtpelztiere (Füchse, Zobel), die mit infiziertem, rohem oder gedörrtem Fisch gefüttert wurden.

Der erste Zwischenwirt des Katzenleberegels ist eine Schnecke. Sie schluckt im Wasser vorhandene Eier des Parasiten. Im Körper der Schnecke verlieren die Eier ihre Schalen und die Larven beginnen sich zu entwickeln. Nach einiger Zeit verlassen sie die Schnecke und schwimmen in Form von Zerkarien (Schwanzlarven) frei im Wasser, bis sie von einem Fisch, ihrem zweiten Zwischenwirt, geschluckt werden. Dort bohren sie sich in das Muskelgewebe – aus den Zerkarien werden so genannte Metazerkarien. Durch den Verzehr von einem verseuchten Fisch gelangen die Metazerkarien in das Verdauungssystem des Hauptwirtes, also beispielsweise in den Menschen. Zunächst werden ihre Schalen verdaut und die jungen Katzenleberegel wandern in die Leber und Gallenblase. Dort legen sie etwa einen Monat später ihre Eier ab.
Die Leberegelkrankheit ist tückisch, weil sie längere Zeit ohne sichtbare Krankheitsanzeichen verläuft. Erst in späteren Stadien kommt es zu stumpfen Schmerzen in der rechten Unterrippengegend, zu Bauchschmerzen, Durchfall und Schmerzen nach dem Essen. Weitere mögliche Symptome sind Schwindel, Kopfschmerzen, Schlaflosigkeit, Schwäche, blasse Haut und Gewichtsverlust.
Leberegel vergiften den Körper zum einen durch die Abgabe von Giften. Zum anderen befallen sie das wichtigste biochemische Labor des Menschen, die Leber, die ihrer zentralen Aufgabe, der Entgiftung, dann nicht mehr in ausreichendem Maße nachkommen kann. Ein länger andauernder Befall durch den Parasiten hat eine starke Entzündung der Lebergänge und die Entstehung von Zysten zur Folge. Eine Verstopfung der Leberblasengänge fördert die Entwicklung von Gelbsucht: Das Gesicht ist aufgedunsen, die Haut schimmert gelblich. Auch die Psyche kann in Mitleidenschaft gezogen werden. Der Kranke wird reizbar und manchmal sogar aggressiv. Er reagiert „gallig". Und in der Tat: Die Gallenblase ist bei Leberegelkranken vergrößert, die Galle fließt nicht ab und ist nicht gelb wie bei Gesunden, sondern hat eine grüne Farbe.
Mit der Zeit werden immer mehr Organe in Mitleidenschaft gezogen. Bei vielen Leberegelkranken treten neue Symptome auf: Brechreiz, vermehrte Speichelabsonderung, Sodbrennen, Aufstoßen, bitterer Geschmack im Mund sowie Verstopfung und Durchfall. Der Appetit lässt nach oder es entwickelt sich bei gleich

bleibendem Appetit eine heftige Abneigung gegen Rohfisch und Fleisch. Leber und Milz sind vergrößert. Die Magensaftabsonderung ist gering oder fehlt völlig.
Im weiteren Verlauf der Krankheit kann schließlich eine Leberzirrhose oder eine schwere Form der Bauchspeicheldrüsenentzündung entstehen. Auch im Blut hinterlässt der Befall mit dem Leberegel Spuren: Die roten Blutkörperchen enthalten nicht mehr genügend Blutfarbstoff. Zudem ist die Zahl bestimmter Blutkörperchen erhöht, von anderen gibt es zu wenig. Die Betroffenen klagen im fortgeschrittenen Stadium der Erkrankung über Herzklopfen, Müdigkeit und Atemnot.

Krankheitsbilder und Behandlungserfolge – Beispiele

Ursache gefunden – Patient gesund
Eindeutige, auf eine bestimmte Wurmerkrankung hindeutende Symptome gibt es leider nicht. Häufig werden Ärzte durch die unspezifischen Krankheitsanzeichen in die Irre geführt, wie das folgende Beispiel zeigt: In die neurologische Abteilung einer medizinischen Einrichtung wurde ein Mann eingeliefert, der seit längerer Zeit an Kopfschmerzen und einer fortschreitenden Störung des Nervensystems litt. Trotz zahlreicher Untersuchungen blieb die Ursache für die Erkrankung im Dunkeln – bis ein Arzt auf die Idee kam, die Gallenblase des Patienten zu untersuchen. Dort wurden kleine Würmer entdeckt, welche die Leiden verursacht hatten. Die richtige Diagnose ermöglichte es nun, eine Anti-Wurm-Kur einzuleiten. Nach einer Woche wurde der Mann als gesund entlassen.

Mit Rizinusöl und Weinbrand erfolgreich gegen Schmarotzer
Das es selbst dann schwierig ist, Wurmerkrankungen zu erkennen, wenn die Würmer sich bereits in großen Mengen im Körper vermehrt haben, zeigt dieses Beispiel: Ein Arzt war sechs Monate lang so krank, dass er das Krankenhaus nicht verlassen konnte. Er bekam eine Vielzahl von Penizillinspritzen und eine Menge anderer Medikamente. Außerdem wurde ihm eine Mandel entfernt. Das alles half nichts, sein Zustand verschlechterte sich mehr und mehr. Er war

völlig entkräftet und konnte kaum noch selbst auf die Toilette gehen. Erst dann kamen die Ärzte auf die Idee ihn auf Würmer zu untersuchen. Das Ergebnis: Der Mann litt unter Maden-, Spul- und Peitschenwürmern. Die Behandelnden entschieden sich für den Einsatz einer Rezeptur, mit dem der Patient insbesondere die hartnäckigen Peitschenwürmer loswerden sollte: 80 Milliliter Weinbrand vermischt mit der gleichen Menge Rizinusöl. Der Kranke trank die Mixtur auf nüchternen Magen. Das Getränk schmeckte widerlich, ein Rausch setzte jedoch ebenso wenig ein wie Durchfall. Erst am nächsten Morgen entleerte sich der Kranke dreimal nacheinander. Als er sah, was aus ihm herauskam, war er entsetzt: Es wimmelte nur so von Maden-, Spul- und Peitschenwürmern. Große Überwindung war notwendig, um den Trank am nächsten Tag noch einmal einzunehmen. Wieder kamen Würmer mit dem Stuhl heraus, wenn auch eine kleinere Menge. Nach der dritten Anwendung war der Stuhl frei von Würmern. Von dem Tag an besserte sich der Gesundheitszustand des Arztes zusehends.

Eine traurige Geschichte: Falsche Diagnosen führen zum Tod
Die Antwort auf die Frage, ob man an Würmern sterben kann, lautet bedauerlicherweise „Ja“ – und zwar dann, wenn ein Kind extrem stark mit Würmern befallen ist, die Ärzte aber nicht rechtzeitig die richtige Diagnose stellen und eine effektive Behandlung einleiten. Die Begebenheit, die ich im Folgenden schildere, belegt das. Sie hat mich zutiefst erschüttert. L. G. ist Mutter von vier Kindern. Sie wohnt in einer Stadt namens Naltschik, die über moderne medizinischen Einrichtungen verfügt. Vor einigen Jahren erkrankte ihre fünfjährige Tochter ernsthaft. Die Frau suchte Rat bei Ärzten. Deren Diagnose war niederschmetternd. Sie lautete „Krebs“. Entsprechend wurde eine Behandlung verordnet: Die kleine Patientin wurde im Laufe von acht Monaten mit einer intensiven Krebstherapie „gequält“, was das ohnehin kranke Kind weiter schwächte.
Um den weiteren Verlauf der Geschichte zu verstehen, müssen Sie Folgendes wissen: Die Begleiterscheinungen einer Wurmerkrankung und die des letzten Stadiums der Trichomoniasis, bezeichnet als Krebs, ähneln sich sehr. Deswegen können Ärzten bei der Diagnosestellung sehr leicht Fehler unterlaufen – insbesondere weil die

am meisten verbreiteten und heimtückischen Parasiten des Menschen, also die Würmer und die Trichomonaden, in der Medizin nicht genügend erforscht und in ihrer Bedeutung für den Gesundheitszustand nicht gebührend berücksichtigt werden. Aber auch wenn die Symptome bei dem fünfjährigen Mädchen auf eine Krebserkrankung mögen hingedeutet haben – aus welchem Grund haben sich die Ärzte allein auf die Symptome verlassen und angefangen diese zu „kurieren", ohne je einen Tumor lokalisiert zu haben? Besonders bemerkenswert an diesem Fall ist, dass nicht die Ärzte, sondern die Mutter letztlich die richtige Diagnose gestellt hat: Nachdem sie im Stuhlgang ihrer Tochter Würmer entdeckt hatte, die in Größe und Aussehen unterschiedlich waren – mal waren es einzelne Helminthen, mal kamen ganze Knäuel zum Vorschein –, holte sie ihre schwer kranke Tochter sofort aus dem Krankenhaus ab. Sie fragte sich, warum niemand die Ursache der Krankheit ihrer Tochter erkannt hatte. Sie war doch mehrfach auf Madenwürmer untersucht worden – und kein einziger wurde gefunden. Die Ärzte kamen aufgrund dieses Befundes zu dem Schluss, dass das Mädchen Krebs hatte, weil sie sich auf die Symptome konzentrierten: eine unerklärbare Gewichtsabnahme, Abgeschlagenheit, Blutarmut, Vergiftungserscheinungen und Übelkeit. Dabei haben sie etwas Entscheidendes übersehen – und das sei den Herren Medizinern an dieser Stelle noch einmal eindrücklich gesagt: Genau die oben genannten Symptome treten auch bei Wurmerkrankungen auf. Traurig daran ist, dass die Mutter ihrem Kind nicht mehr helfen konnte. Der kleine Körper des Mädchens hielt den Qualen der Krebsbehandlung nicht stand, sodass das fünf Jahre alte Kind starb. Ist es denn so schwierig für die Mediziner zu begreifen, dass Krankheit die Reaktion des Körpers auf eine Infektion ist? Mit anderen Worten: Der Ausgang einer Erkrankung hängt in erster Linie von der korrekten Bestimmung der Erregernatur ab. Kranksein bedeutet also, ein biologisches Problem zu lösen: Wer besiegt wen? Wichtig ist zu erkennen, dass Krankheitssymptome lediglich ein Signal dafür sind, dass der Mensch nicht gesund ist. Bei der Behandlung darf man keinesfalls nur von diesen Signalen ausgehen, sie sind lediglich der Anfangsschritt in einem Diagnoseverfahren. Es sind differenzierte Tests zur Ermittlung der biologischen Krankheitserreger erforderlich. Erst danach kann eine wirkungsvolle Behandlung in Angriff genommen werden. Doch da die Schulmedizin nicht bereit ist, das anzuerkennen, müssen wir zur Selbsthilfe greifen und unseren Verdauungstrakt zu Hause von den Parasiten befreien. Denn ein gereinigter Darm ist die Voraussetzung dafür, dass sich unser körperlicher Zustand bessert und Krebs sowie andere so genannte „unheilbare“ Krankheiten erfolgreich behandelt werden können.

Kommen wir auf unseren Fall mit der Mutter zurück, deren Tragödie sich nicht auf den Verlust einer Tochter beschränkt hat. Die junge Frau verschwendete nach dem Tod ihres Kindes keinen Gedanken daran, dass ihre ganze Familie von der Krankheit betroffen sein könnte. Einige Monate später ereilte ihre dreijährige Tochter deswegen das gleiche Schicksal. Wieder lief die besorgte Mutter mit ihrem Kind von einem Arzt zum anderen. Die Symptome der Dreijährigen waren identisch mit denen der verstorbenen älteren Tochter: Der keine Widerrede zulassende Schlusssatz der Ärzte lautete nun: „Das ist bei Ihnen erblich!“ Doch sollte von Erblichkeit nicht erst dann die Rede sein, wenn von solchen Beschwerden zunächst die Eltern und danach die Kinder betroffen sind? An dieser Stelle zog die Mutter die richtige Konsequenz: „Wenn es ‚erblich' ist, dann sind es definitiv Helminthen!“ Nachdem sie vor Monaten von einem ehemaligen Chirurgen – dessen Kind ebenfalls Opfer von Würmern geworden war – Ratschläge bekommen hatte, wie sie Parasiten Herr werden konnte, kaufte sie sich eine kleine Flasche guten Cognacs und das Abführmittel Purgen. Am nächsten Tag begann sie mit der Behandlung ihrer Tochter.

Sie legte das Mädchen wie üblich um 21 Uhr schlafen. Um 2 Uhr nachts weckte sie die Kleine und verabreichte ihr zwei Esslöffel Cognac, die im Verhältnis 1:1 mit süßem Tee gemischt worden waren, damit das Kind den Alkohol leichter schlucken konnte. Der süße Tee sollte dabei nicht nur den bitteren Geschmack des Alkohols aufheben und diesen verdünnen, sondern auch die hungrigen Würmer anlocken. Diese Parasiten gehen nämlich in der Nacht auf Nahrungssuche und eine unerwartete Leckerei lässt keinen von ihnen kalt. Satt und betrunken lösen sie sich leichter von den Darmwänden und verlassen den Verdauungstrakt im „freien Fall“. Anders ausgedrückt: Die Würmer sind durch die Cognac-Tee-Mischung nach

30 Minuten völlig wehrlos. Dieser Augenblick darf auf keinen Fall verpasst werden.
Deshalb ließ die Mutter ihre Tochter nur eine halbe Stunde schlafen. Dann verabreichte sie ihr eine Kinderdosis Abführmittel und setzte sie auf einen Topf mit warmem Wasser. Die Helminthen des Mädchens erwiesen sich als sehr widerstandsfähig und zeigten sich im Laufe der ersten zwei Nächte nicht. Vielleicht war auch die Darmfunktion des Kindes zu schwach. In der dritten Nacht wurde eine Riesenmenge an Parasiten ausgeschieden: ein ganzes Knäuel Madenwürmer, weitere diverse Würmer und Lamblien. Sie entschloss sich, die Behandlung in den nächsten Tagen fortzusetzen. Weitere Parasiten verließen den Darm, doch weniger als am ersten Tag. In der fünften Nacht kam ein großer Spulwurm ans Licht – er war etwa 15 Zentimeter lang.
Nach der Therapie wurde eine zehntägige Pause eingelegt. Danach schliefen Mutter und Tochter wieder nicht, weil die Cognac-Tee-Therapie sie in Atem hielt. Nach einer weiteren Pause von einer Woche folgte erneut eine Darmreinigung. Es wurden keine Parasiten mehr gefunden.
Nach den Behandlungen zeigte sich das Kind wie verwandelt. Sie war nicht mehr zornig und auch ihre Abgeschlagenheit und Lustlosigkeit schienen wie weggeblasen. Stattdessen hatte sie richtigen Appetit. Die Untersuchungen in der Klinik zeigten normale Blut- und Leberwerte. Mit dieser Methode kurierte L. G. auch ihre anderen Kinder, wenn bei ihnen Gesundheitsprobleme auftraten.

Wie das geschilderte Beispiel zeigt, sollte es keinesfalls beruhigen, wenn in Kliniken durchgeführte Untersuchungen auf Würmer negative Ergebnisse liefern. Wer an einer Diagnose zweifelt, kann zur Kontrolle einen Vega-Test machen lassen. Haben Sie diese Möglichkeit nicht, sollten Sie auf Ihr Gefühl vertrauen: Nehmen Sie an, dass Sie und Ihr Kind Würmer haben, dann wenden Sie eine Reinigungskur nach einer der in diesem Buch vorgeschlagenen Methoden an. Diese Kur wiederholen Sie am besten jährlich – idealerweise im Februar, wenn die Würmer „werfen".
Sollten Sie sich für die Behandlungsmethode mit Cognac entscheiden, dann müssen Sie Folgendes beachten:

• Die Dosis für Erwachsene sollte 2- bis 2,5-mal größer sein als die für Kinder – sie steigt proportional zum Alter und zum Gewicht des Kranken.

• Auch für Erwachsene ist es unbedingt empfehlenswert, den Cognac mit süßem Tee zu mischen, da die Parasiten von der Süße angelockt werden.

• Wer diese Therapie anwendet, darf keine Klistiere verwenden, damit die Parasiten nicht in höhere Darmbereiche wandern. Lediglich mit Hilfe eines Abführmittels lässt sich die Säuberung des Darms von den Parasiten unterstützen.

Kapitel 2
Erste Schritte auf dem Weg zur Gesundheit

Die Erstreinigung des Organismus

Eine Behandlung von Krebs und anderen Krankheiten muss immer mit einer Reinigung des Körpers beginnen. Zunächst werden die Haupteinfallstore des Menschen, die Mundhöhle und der Darm, gesäubert, denn durch sie gelangen die meisten Parasiten, Bakterien und Viren in unseren Organismus und können dadurch erst ihre verheerende Wirkung entfalten. Bevor ich näher auf die einzelnen Säuberungsschritte eingehe, möchte ich Ihnen zum besseren Verständnis zunächst in einem Schnelldurchlauf alle zu absolvierenden Reinigungsphasen vorstellen.

Zwei kleine Prozeduren zur ***Reinigung der Mundhöhle*** sind unbedingt täglich auszuführen:

- An erster Stelle steht die ***Ölkur*** direkt nach dem Aufstehen. Dabei bewegen Sie für mehrere Minuten Sonnenblumenöl in Ihrem Mund, welches Sie anschließend ausspucken. Ziel dieser Übung ist es, zu verhindern, dass die Parasiten und Mikroben, die sich während der Nacht in der Mundhöhle gesammelt haben, gemeinsam mit dem Frühstück in den Darm gelangen.
- Als Zweites trinken Sie nach dem Zähneputzen ein ***Glas heißes, gekochtes Wasser***. Auch das wirkt unterstützend auf die Darmreinigung.

An die morgendliche Reinigung mit Öl und Wasser schließt sich die ***sanfte Darmreinigung*** (siehe unten) mit Hilfe von Absud aus Leinsamen, Hafer oder Reis an.

Nach der sanften Darmreinigung gehen Sie zur ***intensiveren Reinigung des Magen-Darm-Traktes*** (siehe Kapitel 3) mit Einläufen aus antiparasitären und Bakterien abtötenden Kräutern über – diese natürlichen Mittel können Sie in der freien Natur selbst sammeln, die meisten sind auch in Apotheken erhältlich. Je stärker Sie erkrankt sind, desto vorsichtiger sollten Sie bei der Reinigung vorgehen. Denn: Mikroorganismen zu sehr zu ärgern, ruft meist ihren „Zorn“ und eine unbändige Gegenwehr hervor, sodass Sie mit einer zu intensiven Reinigung eher das Gegenteil von dem erreichen, was sie wollen.

Ist der Darm endlich von Giften, Schleim, Schlacken und Würmern befreit, werden die wunderbaren Effekte der Darmreinigung schnell sichtbar: Der Körper ist gesünder und schöner und das Gewicht normalisiert sich. Nichtsdestotrotz tummeln sich viele Parasiten und Mikroben noch in anderen Organen. Das bedeutet: In den nächsten Reinigungsstufen müssen die Leber, das Entgiftungsorgan Nummer eins, und andere Organe ins Visier genommen und von Krankheitserregern gesäubert werden. Die ***Reinigung von Leber, Nieren, Blut, Lymphe und Gelenken*** wird in den Kapiteln 4 bis 7 beschrieben.

Für die Heilung von Trichomoniasis ist die Reinigung des gesamten Organismus von Giften, Würmern und Lamblien zwar unbedingt notwendig – die Trichomonaden und die durch sie verursachten Krankheiten lassen sich durch die in den folgenden Kapiteln beschriebenen Reinigungsmaßnahmen jedoch nicht vernichten. Lediglich ihre Gifte werden aus dem Körper beseitigt. Das allerdings ist bereits ein äußerst wichtiger Schritt in Richtung Gesundheit, denn erst wenn die giftigen Substanzen aus dem Körper entfernt worden sind, können die in der Einleitung („Krankheiten besiegen: ein vierstufiger Behandlungsplan“) beschriebenen Stufen drei und vier erklommen werden, und erst dann ist der Weg frei für die Genesung, die endgültige Befreiung von den Trichomonaden.

Sauberkeit der Mundhöhle

Über den typischen russischen Bauern hat der Volksmund früher gesagt: „Wenn es nicht donnert, bekreuzigt er sich nicht.“ So ist es auch heute noch: Solange wir gesund sind, denken wir nicht darüber nach, wie wir unsere Gesundheit möglichst lange erhalten und aktiv Vorsorge treiben können. Diese Denkweise sollte sich für diejenigen erledigt haben, die meine Bücher gelesen haben und wissen, dass sich auch in „Friedenszeiten“ Mikroaggressoren in unserem Körper befinden, die den nächsten „Krieg“ vorbereiten. Gemäß der Ansicht von Feldherren, die sagen, dass der Angriff die beste Verteidigung ist, dürfen wir nicht warten, bis diese Aggressoren in die Offensive gehen und Erkrankungen hervorrufen. Wir müssen sie angreifen, und zwar ganz systematisch. Als Erstes werden wir die Eingangstore unseres Körpers unter die Lupe nehmen, allen voran die Mundhöhle.

Die Reinigung der Mundhöhle sollte unbedingt täglich erfolgen. Werfen Sie dafür einen Blick auf Ihre Zähne. Sind Ihre Zähne noch weiß und fest, müssen Sie sich mit der Vorbeugung gegen Karies und Parodontose beschäftigen. Sind sie nicht mehr so gut, fangen Sie sofort mit einer reinigenden Ölkur an.

Die Mundhöhle ist ein Ort der Glückseligkeit für Mund-Trichomonaden, aber auch für Pilze und andere Bakterien, denn die Kleinstlebewesen sind Leckermäuler. Sie brauchen Zucker, um daraus Energie zu ziehen und sich zu vermehren. Im Mund bekommen sie genau das: Die Nahrungsstärke wird hier unter Einwirkung der im Speichel enthaltenen Enzyme in Zucker zerlegt. Auch cholesterinreiche Nahrung, die zwischen den Zähnen stecken bleibt, ist eine Delikatesse für die Parasiten.

Neben der Nahrung gelangen auch ständig Schmutzpartikel, Mikroben und giftige Substanzen in unsere Mundhöhle. Bei jedem Kuss, insbesondere bei jedem Zungenkuss, findet ein reger Austausch von Trichomonaden, Pilzen, Bakterien wie Streptokokken oder Mykoplasmen und anderen Krankheitserregern, einschließlich HIV, statt. Treffen dabei zum Beispiel neu ankommende Trichomonaden auf bereits einquartierte Parasiten, hat das eine erhöhte Aggressivität auf beiden Seiten zur Folge, was nicht ohne Wirkung auf die Gesundheit des Menschen bleibt. Vor diesem Hintergrund sollten wir uns an die Verhaltensregeln unserer Vorfahren erinnern, als nur die Hand geküsst wurde. Das Recht auf den ersten Kuss eines

Mädchens bekam der Bräutigam nach der Bekanntgabe der Vermählung.

Damals ahnte man offensichtlich schon, wie wichtig eine saubere Mundhöhle für die Gesundheit ist. Heute wissen wir: Beim intensiven Kauen der Nahrung wird die Mundhöhle stark durchblutet. Mund-Trichomonaden dringen ins Blut ein und werden im gesamten Körper verteilt. Zusammen mit Speichel, Nahrung und Getränken gelangen sie auch in die Speiseröhre und weiter in den Darm. Aber nicht alle Trichomonaden wandern weiter in den Körper, viele bleiben in der Mundhöhle. Sie sitzen in den Zahnfleischtaschen und Mandeln, im Zahnbelag, Speichel, Auswurf, im Gewebe der Mundhöhle und an der Schleimhaut der Speiseröhre. Von den Parasiten produzierte Enzyme lockern das Zahnfleisch und zerstören den Zahnhalteapparat (Parodontium) und verursachen dadurch Parodontitis. Diese geht mit einer fortschreitenden Auflösung des Knochengewebes rund um das Zahnbett einher, die zur Bildung von tiefen Hohlräumen zwischen Zahn und Zahnfleisch, einer Lockerung des Zahns bis hin zum Zahnausfall führen kann. Die Trichomonaden zerstören mit Hilfe ihrer Enzyme und giftiger Stoffwechselprodukte auch den Zahnschmelz und können Karies hervorrufen. Darüber hinaus können sie eine Mandelentzündung und in einem fortgeschrittenen Stadium Krebs in der Mundhöhle auslösen.
Ich betrachte die Erkrankung des Zahnhalteapparates nicht als lokales Phänomen, sondern als eine Erkrankung, die im gesamten Körper erfolgt. Deshalb wundere ich mich nicht, wenn festgestellt wird, dass Menschen mit Paradontitis noch an anderen chronischen oder unheilbaren Erkrankungen leiden – seien es Diabetes, Bronchialasthma, Arthritis oder Herz-Kreislauf-Beschwerden. Das bedeutet, dass die Parodontitis ein Alarmzeichen dafür ist, dass ein Mensch auch anderswo Probleme mit seiner Gesundheit hat. Er muss ganzheitlich therapiert werden.
Ein erster Behandlungsschritt ist die Säuberung der Mundhöhle, die im Rahmen einer Reinigung des Darms und anderer Organe nicht vernachlässigt werden darf. Mir sind Fälle bekannt, in denen sich bei Menschen, die eine Körperreinigung durchgeführt haben, plötzlich der Zustand der Zähne wesentlich verschlechterte, obwohl sie sich

täglich die Zähne putzten. Die Erklärung dafür ist einfach: Im Zuge der Säuberung werden im Körper Schutzmechanismen gegen Parasiten aktiviert. Die Trichomonaden reagieren darauf besonders aggressiv. Sie flüchten beispielsweise aus dem Zahnfleisch oder den Zahnfleischtaschen und greifen den Zahnschmelz an, der als totes Material zu keiner Abwehrreaktion fähig ist. Dieser Vorgang kann nur verhindert werden, indem die Mundhöhle gereinigt wird, bevor die anderen Organe des Körpers gesäubert werden.

Ich hoffe, dass die folgende Anleitung zur Reinigung der Mundhöhle Ihnen nicht nur helfen wird, Ihren Mund von Trichomonaden und anderen Parasiten zu befreien, sondern auch dazu führt, dass eventuell zerstörter Zahnschmelz mit der Zeit wiederhergestellt oder in einem guten Zustand erhalten wird.

Die Ölkur - Anwendung und was sie bewirkt

Nehmen Sie morgens auf nüchternen Magen etwa 10 bis 15 Minuten lang einen Esslöffel kalt gepresstes Sonnenblumenöl in den Mund. Lutschen Sie es wie ein Bonbon oder ziehen Sie es zwischen den Zähnen hin und her und spucken Sie es anschließend aus. Danach spülen Sie Ihren Mund mit warmem, abgekochtem Wasser sorgfältig aus. Achten Sie darauf, dass Sie keinen Tropfen des gelutschten Öls verschlucken, denn es ist äußerst giftig.
Die Ölkur führen Sie am besten im Sitzen durch. Um die erfolgreiche Reinigung der Mundhöhle zu beschleunigen, können Sie die Anwendung im Laufe des Tages bis zu ein- oder zweimal wiederholen.
Ein bis zwei Minuten nach Beginn der Behandlung wird das Öl etwas dicker, später wieder dünner und zum Ende der Anwendung gleicht es einer weißen, milchähnlichen Flüssigkeit. Sollte die Flüssigkeit bei Ihnen gelblich sein, bedeutet dies, dass die Ölkur entweder nicht korrekt oder zu kurz ausgeführt wurde.
Haben Sie in den ersten Tagen Schwierigkeiten, das Öl lange im Mund zu behalten, müssen Sie sich nicht dazu zwingen. Sie können die Prozedur von Tag zu Tag etwas verlängern. Mit der Zeit, wenn

die Mundhöhle frei von Mikroben ist, wird die Ölkur nicht mehr so unangenehm sein. Effizienter als das Hin- und Herziehen des Öls zwischen den Zähnen ist das Öllutschen. Lutschen Sie dabei langsam und ohne Anstrengung – so wird die Unterzungendrüse aktiv in den Vorgang einbezogen. Als Folge davon werden Gifte aus dem Körper entfernt.
Wollen Sie auf das Ölziehen nicht verzichten, achten Sie darauf, dass Sie es möglichst wirkungsvoll ausführen, indem Sie den Vorgang verlangsamen. Um dies zu erreichen, zählen Sie beim Hin- und Herziehen jeweils bis drei.
Das Lutschen oder Ziehen des Öls sollte immer bewusst geschehen. Konzentrieren Sie sich darauf, dass Sie es bedächtig verrichten und so, dass alle Bereiche im Mund in Kontakt mit dem Öl kommen. Denn die Wirksamkeit der Anwendung hängt von Faktoren wie der Lage der Zähne und der Art der ziehenden Bewegungen ab. Beobachten Sie während der Ölkur ihren eigenen Gesamtzustand und variieren Sie Ihre Vorgehensweise, um die für Sie effizienteste Methode zu finden. Haben Sie alles richtig gemacht, werden Ihre Glieder nach 10 bis 15 Minuten leichter und es wird heller in Ihren Schläfen... Die Wirkung ist je nach Erkrankung unterschiedlich. Sie spüren die Effekte besser, wenn Sie während der Prozedur sitzen. Sollten Sie keinen Effekt bemerken, brechen Sie die Anwendung nicht ab, sondern üben Sie sich in Geduld.

Die Ölkur wird so lange fortgesetzt, wie es für die Behandlung einer Erkrankung erforderlich ist. Noch besser ist es, sie als Vorbeugungsmaßnahme generell in den Alltag zu integrieren. Während der Anwendung kann es zu einer vorübergehenden Zuspitzung der Beschwerden kommen – besonders bei Menschen mit chronischen, also lange andauernden Erkrankungen. Beenden Sie die Ölkur in einem solchen Fall nicht. Die anfängliche Verschlechterung des Gesundheitszustandes zeugt lediglich davon, dass die Krankheitserreger und ihre Gifte die geschädigten Organe verlassen. Der Organismus fängt an, sich zu regenerieren. Manchmal kann dabei auch Fieber auftreten.

Hilfe bei vielen Krankheiten

Die Ölkur kann langsam, aber sicher zur Gesundung beitragen. Sie unterstützt unter anderem die Behandlung von Krebs und Herz-Kreislauf-Krankheiten. Zudem wird durch sie das Zahnfleisch gefestigt und Zahnbelag sowie Zahnstein verschwinden. Besonders wirkungsvoll ist das Verfahren bei Kopf- und Zahnschmerzen, Bronchitis, akuter Thrombose, chronischen Bluterkrankungen, Lähmung, Radikulitis (Reizung oder Schädigung von Nervenwurzeln), Epilepsie, Ekzemen, Gehirnentzündung, Darm-, Lungen- sowie Nierenerkrankungen und Frauenleiden. Beispiele zeigen, dass die Ölkur auch chronischen Nasennebenhöhlen-Entzündungen Paroli bieten, Zahnfleischbluten zum Abklingen bringen und die Atemfunktion spürbar verbessern kann. Es ist erfreulich, dass nicht nur alternative Heilkundler, sondern auch einige Vertreter der konventionellen Medizin dieses Verfahren positiv bewerten und in ihre Behandlungspraxis aufgenommen haben.

Die Ölkur fördert die Gesundung des ganzen Körpers, insbesondere weil sie die Ausscheidung von Schleim (Auswurf) und mit ihr den Abtransport von Krankheitserregern und Giften aus der Lunge und anderen Organen unterstützt. Seien Sie also nicht besorgt, wenn Sie vor allem in der ersten Zeit nach Beginn der Anwendung mehr Schleim absondern als vorher. Husten Sie ihn einfach ab.
Mir hat die ältere Schwester meiner Mutter die Ölkur beigebracht. Sie überlebte alle ihre jüngeren Geschwister und starb erst in sehr hohem Alter, drei Monate bevor sie 95 wurde. Ich selbst spüre die Wirkung dieser Methode sehr intensiv. Durch das tägliche Öllutschen – ich praktiziere es seit fast zehn Jahren – wurden meine Zähne vom Zahnstein gereinigt und das Zahnfleisch bekam eine rosarote Farbe. Zudem habe ich fast vergessen, was Karies bedeutet – ich gehe nicht mehr zum Zahnarzt, weil meine Zähne völlig gesund sind. Der chronische Schnupfen, an dem ich seit meiner Kindheit gelitten habe, ist seit Beginn der Ölkur wie weggeblasen und Grippe-Epidemien gehen an mir spurlos vorüber. Meine Halswirbel knirschen nicht mehr und die Symptome der Arteriosklerose im Gehirn sind verschwunden – dazu hat auch die Jod-Therapie (siehe unten) sicherlich wesentlich beigetragen.

Die Wirkungsweise
Sprechen wir nun die besondere Wirkungsweise der Ölkur an. Es ist bekannt, dass die in Russland am meisten verbreiteten unraffinierten Pflanzenöle – Sonnenblumen- und Maisöl – sehr viel Linolsäure (38 bis 59 Prozent) enthalten. Diese ungesättigte Fettsäure fördert das Wachstum und die Vermehrung von Trichomonaden. Demnach müssten diese Pflanzenöle für den Menschen eigentlich schädlich sein. Das stimmt aber nicht ganz: Weil Linolsäure ein Wachstumsfaktor für Trichomonaden ist, dient das unraffinierte Pflanzenöl als Köder für die Parasiten – und diese geköderten Krankheitserreger spucken wir anschließend einfach aus. Mit Hilfe des Öls kann der Mensch jedoch nicht nur die Trichomonaden, sondern auch ihre öllöslichen Gifte loswerden. Auf diese Weise gelangen wesentlich weniger giftige Stoffe durch Herunterschlucken in den Magen-Darm-Trakt.
Aber Achtung! Solange wir mit Trichomonaden infiziert sind, ist es besser, diese an Linolsäure reichen Pflanzenöle nur für die Ölkur zu verwenden und nicht ins Innere des Körpers gelangen zu lassen. Zum Zubereiten von Speisen sollten wir daher andere Öle benutzen – zum Beispiel Soja- oder Olivenöl, das bis zu fünfmal weniger ungesättigte Fettsäuren als die Linolsäure enthält.

Morgens heißes Wasser trinken

Um die Reinigung des Darms zu unterstützen, ist es empfehlenswert, jeden Morgen nach dem Zähneputzen schluckweise mindestens ein ***Glas heißes, gekochtes Wasser*** zu trinken. Ähnlich begann auch Zarin Katharina II. jeden Tag ihres Lebens: Sie trank morgens ein Glas frisches Quellwasser, reinigte auf diese Weise ihren Darm und erreichte deswegen wahrscheinlich ein für das 18. Jahrhundert relativ hohes Lebensalter, obwohl sie ein überaus hektisches und kräftezehrendes Leben führte.
Auch ich reinige meinen Verdauungstrakt oftmals am Morgen mit Wasser oder einer anderen Flüssigkeit. Zum Beispiel brühe ich Kürbiskernschalen mit siedendem Wasser auf, lasse den Sud auf schwachem Feuer ein bis zwei Minuten stehen und dann abkühlen. Die

Flüssigkeit trinke ich auf nüchternen Magen. Hin und wieder nehme ich ein Glas grünen Tee oder ein Glas warmes Wasser mit einem Teelöffel Honig und einem Teelöffel Apfelessig zu mir. Ab und zu gebe ich in das heiße Wasser auch etwas Zitronen- oder Moosbeerensaft – das erhöht die Wirkung. Anstelle des reinen Wassers bietet es sich außerdem an, morgens zwei bis drei Schluck Absud aus Rainfarn, Beifuß oder Schöllkraut zu trinken.

Weitere Mittel zur Reinigung und Desinfektion

Neben der obligatorischen Ölkur und dem heißen Glas Wasser am Morgen gibt es weitere Möglichkeiten, mit der die Mundhöhle gereinigt werden kann.

Kochsalz und Sonnenblumenöl – gut für die Zähne
Ein wirkungsvolles Mittel zur Säuberung der Mundhöhle, das sich insbesondere auf den Zustand der Zähne positiv auswirkt, habe ich mehrmals ausprobiert, nachdem ich einen Spalt zwischen meinen Schneidezähnen entdeckt hatte. Nach der Anwendung ist die Zahnlücke fast verschwunden.
Das Mittel besteht aus Kochsalz gemischt mit Sonnenblumenöl. Um es herzustellen, nehmen Sie fein gemahlenes Kochsalz, schütten es in ein kleines Fläschchen mit weitem Hals und gießen so viel unraffiniertes Sonnenblumenöl hinein, bis das Salz von dem Öl bedeckt ist. Schütteln Sie die Flasche anschließend gut.
Anwendung: Vor dem Schlafengehen waschen Sie bitte Ihre Hände zunächst mit Seife. Nehmen Sie dann etwas Salz-Öl-Mischung mit dem Zeigefinger aus der Flasche heraus, tragen Sie diese auf die Zähne auf und putzen Sie Ihre Zähne wie gewohnt mit der Bürste. Sobald sich das Salz aufgelöst hat, massieren Sie das Zahnfleisch mit einem Finger. Spülen Sie die Zähne und den Mund anschließend mit warmem, abgekochtem Wasser nach. Tritt dabei Schleim aus, ist das ein Zeichen dafür, dass sich Mikroorganismen im Mund befunden und Sie sowohl den Mund und die Speicheldrüsen gut gereinigt haben.

Jod tötet Bakterien

Reagieren Ihre Zähne auf kalte, saure oder salzige Speisen empfindlich, weist das auf zerstörten Zahnschmelz hin. Davon können Sie sich überzeugen, indem Sie eine fünfprozentige Jodlösung auf die Zähne auftragen. Dort, wo Zahnschmelz fehlt, werden die Zähne dunkel, intakter Zahnschmelz dagegen bleibt hell und glänzend. Das Auftragen von Jod dient nicht nur der Diagnose. Vielmehr wirkt es auch heilend, denn Jod tötet Mikroorganismen ab, darunter Bakterien und Mund-Trichomonaden.

Soda für die Nacht

Bereits am Morgen lutschen viele von uns Pflanzenöl, putzen intensiv ihre Zähne und spülen ihren Mund mit Mundelixier. Später wird der Zahnschmelz mit harter Nahrung, Obst und Gemüse gereinigt. Und abends werden unsere Zähne wiederum mit Zahnpasta gesäubert. Allerdings vergessen wir, den Zahnschmelz während der langen Nacht zu schützen. Es ist bekannt, dass ein Parasit wie die Krätzemilbe, die unermüdlich Gänge in die Haut des Menschen bohrt, nachts am aktivsten ist. Auch andere mehrzellige Parasiten werden im Dunkeln aktiv, beispielsweise Würmer, die sich in unserem Darm einnisten. Warum sollten einzellige Parasiten wie die Trichomonaden nicht auch gerade um die Zeit wach werden, in der wir Menschen ruhen und unser Nervensystem und viele Organe, die eine Schutzfunktion ausüben, passiv sind? Genau aus diesem Grund müssen wir vor dem Schlafengehen ein für Trichomonaden unerträgliches Milieu im Mund schaffen. So verhindern wir, dass sie sich nachts vermehren und ihr Unwesen treiben.

Trichomonaden mögen zum Beispiel keine ätzende Umgebung. Deshalb schlage ich vor, dass Sie Ihre Zähne vor dem Zubettgehen mit Watte, auf die etwas Natriumhydrogenkarbonat (Speisesoda) gestreut wurde, einreiben. Ziehen Sie dann den Speichel mit dem aufgelösten Karbonat durch die Zähne – so lange, wie Sie es aushalten können, aber nicht länger als fünf Minuten. Danach spucken Sie das Natriumhydrogenkarbonat aus. Den Mund sollten Sie anschließend nicht spülen und Sie dürfen nach der Anwendung auch nichts mehr essen.

Massage der Zähne nicht vergessen
Mit der Massage des Zahnfleischs helfen Sie, Trichomonaden zu vertreiben, die sich in den Zahnfleischtaschen eingenistet haben. Massieren Sie mit sauberen Händen das Zahnfleisch vom Kiefer zu den Zähnen hin. Führen Sie diese Prozedur möglichst morgens und abends je fünf Minuten lang durch.

So reinigen Sie Ihre Nasengänge

Auch die mit der Mundhöhle in Verbindung stehenden Nasengänge müssen regelmäßig gesäubert werden, insbesondere bei Schnupfen. Dazu seifen Sie die Hände ein und ziehen die Seifenlauge von der Hand erst in ein Nasenloch, dann in das zweite. Danach wird die Nase mit sauberem Wasser gewaschen und von Schleim gereinigt.
Sollten Sie an einer Kieferhöhlenentzündung leiden, unterziehen Sie sich vor dem Schlafengehen folgender Prozedur: Bereiten Sie Salbei-, Lindenblüten- oder Kamillentee zu. Sie können auch verdünnten Apfelessig oder Kochsalzlösung (ein Teelöffel Kochsalz auf ein Glas warmes, abgekochtes Wasser) verwenden. Die so zubereitete Flüssigkeit wird aus einem Gefäß mit Schnabel langsam in ein Nasenloch gegossen, damit sie durch das andere Nasenloch herausfließt. Am besten halten Sie den Kopf dabei über die Badewanne, und zwar so, dass sich eine Kopfseite parallel zum Boden befindet. Dann wenden Sie den Kopf und gießen die Lösung in das andere Nasenloch.

Candida-Pilze in ihre Schranken weisen

Candida ist eine Gattung, die zu den Hefepilzen gehört. Fast jeder von uns ist mit diesen Pilzen infiziert. Um zu erkennen, ob auch Sie dazugehören, betrachten Sie Ihre Zunge im Spiegel. Ein weißer Belag ist ein sicheres Indiz für das Vorhandensein der Pilze.
Das Pilzgeflecht reicht bis tief in die Speiseröhre und in den Darm. Eine Infektion im Genitalbereich wird Soor genannt. Sie zeichnet sich durch Juckreiz, Brennen, Rötung und Bläschenbildung mit nachfolgender Geschwürbildung sowie Entzündung aus.

Da Candida-Pilze nur an der Oberfläche von Geweben wachsen, weil sie Sauerstoff zum Leben benötigen, verdrängen sie die Trichomonaden und zwingen diese, in das Gewebe und das Blut einzudringen. In einem solchen Fall müssen erst die Pilze mit Hilfe von speziellen Medikamenten, so genannten Antimykotika, und einer Antipilzdiät vernichtet werden. Erst danach können die Trichomonaden erfolgreich bekämpft werden.
Ein Anzeichen dafür, dass der Körper mit Candida-Pilzen befallen ist, ist das gesteigerte Verlangen nach süßer Nahrung. Und genau auf diese muss im Rahmen einer Antipilzdiät hauptsächlich verzichtet werden, denn der Zucker heizt die Ausbreitung der Pilze erst richtig an. Folgende Mittel sind hilfreich, um das Wachstum der Candida-Pilze zu unterdrücken.

Teebaumöl

Teebaumöl wird folgendermaßen angewendet: Nachdem Sie am Morgen die Ölkur gemacht und den Mund gut gespült haben, nehmen Sie zehn Tropfen Teebaumöl in den Mund, lutschen es etwa 15 Minuten und spucken es dann aus. Diese Prozedur wiederholen Sie vor dem Schlafengehen. Die Behandlung dauert zwei Wochen. Bei Bedarf kann sie in regelmäßigen Abständen wiederholt werden.

Jod

Das Spurenelement Jod ist nicht nur lebenswichtig für Stoffwechselprozesse im Körper, sondern kann als Antipilzmittel ebenfalls gute Dienste leisten. Die Anwendung ist einfach: Geben Sie zwei bis fünf Tropfen einer fünfprozentigen Jodtinktur in ein fünftel Glas Milch. Trinken Sie die Mischung mit Wasser. Da eine Infektion immer von allen Seiten angegriffen werden muss, untersuchen Sie Ihre Haut auf weitere Pilze, insbesondere die Füße. Von Hautpilz befallene Stellen werden mit Lugol-Lösung (Gemisch aus Jod und Jodkalium) bestrichen. Sie müssen sich dabei allerdings auf eine langwierige Behandlung einstellen.

Wolfsmilchkraut und Co.

Ein gutes Heilmittel gegen Pilze an Füßen oder Händen bzw. Fuß- und Fingernägeln ist Wolfsmilchkraut, dessen Saft auch gegen Warzen hilft. Ein Absud für ein Fingerbad wird nach folgender Rezeptur zubereitet: fein gehacktes Wolfsmilchkraut mit Wasser übergießen (ein halbes Glas Wasser auf einen Teelöffel Kraut), die Mischung 15 bis 20 Minuten bei schwacher Hitze kochen und danach eineinhalb bis zwei Stunden ziehen lassen. Das Fingerbad muss eine Temperatur von 30 bis 40 °C haben. Dauer des Bades: 10 bis 15 Minuten. Danach werden die Fingernägel sorgfältig geschnitten und die Haut rund um die Nägel sowie die Nägel selbst mit Lugol-Lösung bestrichen. Als Hilfs- und vorbeugendes Mittel gegen Hautpilzerkrankungen wird auch Morgentau empfohlen: Laufen Sie daher öfter barfuss im Morgentau und waschen Sie Ihre Hände damit.

Sanfte Darmreinigung mit Getreide-Extrakten

Neben der Reinigung der Mundhöhle ist die Reinigung des Darms und der mit ihm verbundenen Organe ein sehr wichtiger Schritt auf dem Weg zur Gesundung. Im Folgenden werde ich einige Möglichkeiten der sanften Darmreinigung vorstellen, die der intensiven Reinigung des Verdauungstraktes und anderer Organe vorangehen sollte.

Leinsamenbrühe reinigt und senkt den Blutzuckerspiegel
Leinsamenbrühe trägt zur Reinigung und zur Senkung des Blutzuckerspiegels bei.

Zubereitung und Anwendung: Für eine Tagesration werden zwei Esslöffel Leinsamen gemahlen und mit einem halben Liter siedendem Wasser übergossen. Das Ganze wird etwa 10 bis 20 Minuten bei mittlerer Hitze gekocht, abgeseiht und jeweils zirka 30 Minuten vor einer Mahlzeit warm getrunken. Man kann sich einen Teil dieses Absuds bis zum Abend aufsparen und ihn aufgewärmt vor dem Abendbrot trinken. Die Behandlungsdauer sollte nicht weniger als sechs Monate betragen.
Ich selbst trinke den Absud zwischen den Mahlzeiten. Ich werfe die Leinsamenmasse nicht weg, sondern esse sie auf, denn sie fördert die Darmreinigung und verbessert die Darmperistaltik.

Hafer – das Multitalent
Hafer enthält neben Stärke bis zu 15 Prozent leicht verdauliches Eiweiß, das reich an wertvollen Aminosäuren ist. Außerdem beliefert das Getreide den Körper mit Vitaminen der B-Gruppe, vielen freien Aminosäuren und so genannten Saponinen, von denen einige gegen Bakterien wirksam sind. Haferabsud wird als Reinigungsmittel bei Magen-Darm-Erkrankungen, Entzündungen der Bauchspeicheldrüse und Diabetes empfohlen. Außerdem hilft er im Kampf gegen Alkohol- und Nikotinsucht. Mit dem Haferabsud kann auch einer Gewichtszunahme nach dem Verzicht aufs Rauchen oder nach einer Darmreinigung vorgebeugt werden. Dafür müssen Sie wissen: Nach der gründlichen Säuberung des Verdauungstraktes steigt das Körpergewicht wegen des besseren Appetits und einer erhöhten Nährstoffaufnahme.

Zubereitungs- und Anwendungsmöglichkeiten:
Variante 1. Ein Glas Hafer wird gewaschen und mit einem Liter abgekochtem und auf Zimmertemperatur abgekühltem Wasser übergossen. Die Mischung sollte nun zehn bis zwölf Stunden ziehen. Danach das Ganze bei schwacher Hitze zum Kochen bringen und 30 Minuten bei gut verschlossenem Deckel köcheln lassen. Den gesamten Inhalt gießen Sie dann in eine Thermosflasche und lassen ihn weitere zehn bis zwölf Stunden stehen. Anschließend seihen Sie die Flüssigkeit ab und füllen etwa einen Liter abgekochtes Wasser dazu. Letzteres kann zuvor mit Nährstoffen angereichert werden, indem es fünf bis zehn Minuten lang gemeinsam mit dem bereits verwendeten Hafer gekocht wird (danach die Flüssigkeit abseihen). Der auf diese Weise hergestellte Haferabsud wird mindestens einen Monat lang dreimal täglich 20 bis 30 Minuten vor oder zwischen den Mahlzeiten in Dosen von je 100 bis 150 Millilitern getrunken.

Variante 2. Haferkörner gründlich waschen, dünnschichtig ausbreiten, unter regelmäßigem Rühren trocknen und mahlen. Danach zwei Esslöffel Hafermehl in einer Thermosflasche mit einem halben Liter siedendem Wasser übergießen und vier bis fünf Stunden ziehen lassen. Nun die Flüssigkeit abseihen und wie in Variante 1 beschrieben trinken.

Variante 3. Gesund und vitalstoffreich ist Haferschleim, der aus gekeimten Haferkörnern zubereitet wird. Um ihn herzustellen, waschen Sie ein halbes Glas Haferkörner und gießen diese mit warmem Wasser auf. Stellen Sie das Glas an einen warmen Ort. Nach 24 Stunden werden die keimenden Körner erneut gewaschen, anschließend getrocknet und gemahlen. Das Hafermehl wird mit warmem Wasser angerührt und dann mit einem halben Liter siedendem Wasser übergossen. Lassen Sie die Mischung zwei Minuten lang kochen und anschließend 20 bis 30 Minuten ziehen. Die abgeseihte Flüssigkeit wird frisch auf nüchternen Magen getrunken.

Variante 4. Nach diesem Rezept habe ich einen Absud zubereitet, mit dessen Hilfe sich mein Sohn das Rauchen abgewöhnt hat. Ich verwendete dafür ganz frischen, nicht getrockneten Hafer – noch besser sind die grünen Ähren. Ich wusch die Körner und weichte sie am Abend ein: ein Liter Hafer auf zwei bis zweieinhalb Liter sauberes Wasser. Am Morgen ließ ich die Mischung 30 bis 40 Minuten bei schwacher Hitze kochen. Die Flüssigkeit seihte ich ab und füllte sie in Flaschen. Danach übergoss ich die gekochten Körner wieder mit kaltem Wasser – die Flüssigkeit stand etwa zwei Zentimeter über den Körnern. Nach 20 Minuten Kochen habe ich die Flüssigkeit abgeseiht und erneut in Flaschen gefüllt.

Immer wenn sich bei meinem Sohn der Wunsch regte, eine Zigarette zu rauchen, trank er etwas Haferabsud. So hat er mit Hilfe des Extraktes seine schlechte Angewohnheit ohne Nebenwirkungen abgelegt. Er nahm dabei nicht an Gewicht zu, obwohl er sehr viel gegessen hat. Der „Entzug" wirkte sich auch nicht negativ auf seine Gesundheit aus, was häufig passiert, wenn Menschen plötzlich mit dem Rauchen aufhören. Seitdem er den Haferabsud das letzte Mal getrunken hat, sind viele Jahre vergangen und mein Sohn hat keinerlei Verlangen mehr nach Zigaretten.

Reiskörner saugen Gifte und Schlacken auf

Ein vortreffliches Mittel zur Darmreinigung stellt Reis dar, weil die Reiskörner aufgrund ihrer besonderen Struktur Gifte und Schlacken aufsaugen. Verwenden Sie für die folgenden Rezepturen Reis mit rundlichen Körnern und keinen Langkornreis.

Zubereitungs- und Anwendungsmöglichkeiten:
Variante 1) Dieses Rezept stammt von tibetanischen Mönchen. Nehmen Sie so viele Esslöffel Reis, wie Sie alt sind. Übergießen Sie die Körner mit kaltem, abgekochtem Wasser und stellen Sie das Ganze in den Kühlschrank. Am Morgen, spätestens um halb acht, gießen Sie das Wasser ab, nehmen einen gehäuften Esslöffel vom Reis, übergießen diesen mit siedendem Wasser und lassen ihn drei bis vier Minuten kochen. Schöpfen Sie den Schaum ab, lassen Sie den Reisbrei abkühlen und essen Sie ihn auf nüchternen Magen. Übergießen Sie den restlichen Reis wieder mit Wasser und stellen Sie ihn bis zum nächsten Morgen in den Kühlschrank...
Wiederholen Sie die Reinigungsprozedur täglich, bis der Reis verbraucht ist. Danach können Sie auf Graupen umsteigen, die ebenfalls gewaschen und über Nacht eingeweicht werden.
Variante 2) Ich persönlich bereite den Reis auf folgende Weise zu: Ich stelle fünf leere Gläser mit Schraubdeckel bereit, die je 200 Milliliter Volumen fassen. Am ersten Tag schütte ich einen gehäuften Esslöffel usbekischen Reis in das erste Glas, wasche ihn, fülle das Glas zu zwei Dritteln mit kaltem Wasser und stellte es an einen vor direkten Sonnenstrahlen geschützten Ort. In den nächsten vier Tagen fülle ich die anderen Gläser nach und nach auf die gleiche Weise mit Reis und Wasser. Zugleich wechsele ich das Wasser in den bereits gefüllten Gläsern.Am sechsten Tag nehme ich den Reis aus dem ersten Glas, übergieße ihn nach dem Waschen mit siedendem Wasser und koche ihn kurz auf. Nachdem ich den Schaum entfernt habe, esse ich den abgekühlten Reis im Anschluss an meine morgendliche Ölkur. Das leere Glas fülle ich wieder mit einem gehäuften Esslöffel Reis und zu zwei Dritteln mit kaltem Wasser. Am nächsten Tag ist der Reis aus dem zweiten Glas dran usw.
Der erste Reinigungszyklus dauert etwa sechs bis acht Wochen. Nach zwei Monaten wird er wiederholt.
Weizenkleie – eine Bürste im Verdauungssystem
Insbesondere nach einer Darmreinigung mittels Einlauf empfiehlt es sich, das Verdauungssystem mit Hilfe von Weizenkleie ähnlich wie mit einer Bürste zu säubern.

Zubereitung und Anwendung: Nehmen Sie zweimal täglich zwei bis drei Esslöffel Weizenkleie mit reichlich Wasser ein. Die Behandlung sollte mehrere Tage nacheinander erfolgen. Achtung! Die Reinigung mit Kleie ist nicht für Menschen geeignet, deren Verdauungstrakt entzündet ist.

Gesunde Ernährung – das A und O

Es ist schwer zu glauben, aber im Darm des Menschen leben bis zu 400 verschiedene Arten von Bakterien und anderen Mikroben. Sie bevölkern hauptsächlich den unteren Teil des Darms und vertilgen das, was von unserem Körper nicht verdaut wird. Unter ihnen befinden sich der Gesundheit dienliche ebenso wie schädliche Organismen. Zu den nützlichen Mikroben gehören die „Vegetarier". Sie ernähren sich hauptsächlich von Gemüse-, Kartoffel-, Getreide- sowie von Laktoseresten aus Milchprodukten. Die für uns gefährlichen Mikroben ziehen dagegen Überbleibsel von Fleisch- und Wurstgerichten sowie von fetten und süßen Speisen vor.
Wollen wir das Wachstum der nützlichen Vertreter unter den Mikroorganismen in unserem Darm fördern, sollten wir also überwiegend Gemüse, Kartoffeln, Vollkornprodukte und Hülsenfrüchte essen. Diese vegetarischen Nahrungsmittel sind überdies reich an lebenswichtigen Vitaminen, Mineralstoffen und Spurenelementen. Besonders wertvoll für die Gesundheit des Darms sind unverdauliche Ballaststoffe, die sie in großen Mengen enthalten. Die Ballaststoffe tragen dazu bei, dass der Darm von Speiseresten befreit wird, bevor diese faulen. Ihre wichtigste Funktion besteht jedoch darin, giftige und die Darmschleimhaut reizende Stoffe einzuhüllen und mit dem Stuhl aus dem Körper zu befördern. So wird verhindert, dass schädliche Substanzen durch die Darmwand ins Blut und in andere Organe gelangen.
Neben den Ballaststoffen spricht ein weiterer Grund für den Verzehr von Gemüse: seine Basen bildenden Eigenschaften. Säuren bremsen unsere Lebensfunktionen, Trichomonaden dagegen vermehren sich im für den Menschen ungesunden sauren Milieu prächtig. Zu den Lebensmitteln, die den Körper sauer machen, gehören Fleisch,

Fisch, Eier, tierische Fette, Käse und Weißmehlprodukte (Nudeln, Brot). Sie verringern die Menge an basischen Salzen sowohl im Blut als auch in den Zellen und schwächen damit die Lebenskraft. Um die von diesen Lebensmitteln und von Trichomonaden erzeugten Säuren zu neutralisieren, wird rohe pflanzliche Nahrung benötigt. Verstehen Sie mich bitte nicht falsch! Es ist nicht mein Anliegen, Sie zur vegetarischen Ernährungsweise zu überreden – das ist nicht jedermanns Sache. Dennoch sollten Sie informiert darüber sein, welchen Wert Lebensmittel pflanzlicher und tierischer Herkunft für unsere Gesundheit und zur Vorbeugung von unheilbaren Krankheiten wie Krebs, Herzinfarkt, Schlaganfall, Diabetes etc. haben.
Ob Nahrungsmittel gesund und unserer Verdauung zuträglich sind, hängt nicht nur davon ab, ob sie tierischen oder pflanzlichen Ursprungs sind, sondern auch davon, wie sie zusammengestellt werden. Welche Kombinationen erlaubt sind und welche nicht, haben Ernährungsspezialisten in einer Trennkosttabelle zusammengefasst. Demnach werden drei Gruppen von Lebensmitteln unterschieden:

1. Gruppe: Fleisch, Fisch, Fleischbrühen, Eier, Pilze, Bohnen, Nüsse, Kerne;
2. Gruppe: Fette, Salate, Früchte, Trockenfrüchte, Säfte, Gemüse;
3. Gruppe: kohlenhydratreiche Lebensmittel, Nudeln, Brot, Reis, Graupen, Kartoffeln, Zucker, Ahornsirup, Tee, Marmelade, Honig.

Lebensmittel aus der ersten und zweiten Gruppe sowie aus der zweiten und dritten Gruppe dürfen miteinander kombiniert werden. Nicht zur gleichen Zeit verzehrt werden sollten Nahrungsmittel aus der ersten und dritten Gruppe. Außerdem gilt: Fette werden leichter morgens verdaut, Kohlenhydrate abends. Deshalb sollte fetthaltige Nahrung in der ersten Tageshälfte konsumiert werden – kohlenhydratreiche Lebensmittel sind dagegen am Abend bekömmlicher.

Kapitel 3
Intensive Darmreinigung

Im Anschluss an die sanfte Darmreinigung ist es wichtig, das Verdauungssystem gezielt von Parasiten zu befreien. Für diese intensive Reinigung des Magen-Darm-Traktes werden Naturheilmittel und Einläufe aus antiparasitären und Bakterien abtötenden Kräutern eingesetzt. Bitte beachten Sie: Bei kranken Menschen ist die gründliche Darmreinigung im Alleingang tabu. Sie darf nur in Absprache mit einem Arzt erfolgen. Schwangere und Stillende sollten von den folgenden Reinigungsmethoden ebenfalls Abstand nehmen. Insbesondere die in diesem Buch vorgestellten Anwendungen mit Sellerie, Petersilie und Rainfarn sind für schwangere Frauen tabu, weil diese pflanzlichen Mittel eine abtreibende Wirkung aufweisen.

Der Kampf gegen Würmer

Auch wenn Sie noch so sehr auf hygienische Bedingungen Wert legen, können Sie sich mit Würmern anstecken, denn diese lauern nahezu überall. Haben Sie den Verdacht oder die Gewissheit, dass sich diese Helminthen bei Ihnen angesiedelt haben, sollten Sie auf Nummer sicher gehen und sich unterschiedlichen Reinigungsverfahren gegen alle Wurmarten in sämtlichen Darmbereichen unterziehen – es sei denn, Sie wissen ganz genau, mit welcher Wurmart Sie es zu tun haben. Da der Lebenszyklus eines Wurms 30 Tage und mehr betragen kann, muss die Reinigung länger als diese Zeitspanne dauern. Die Behandlungszyklen können dabei variieren. Möglich sind zum Beispiel:

- eine durchgängige Behandlung von vier bis sechs Wochen;
- mehrere aufeinanderfolgende Zyklen von je zehn Tagen mit einer Woche Pause dazwischen;
- ein Reinigungszyklus von drei Wochen mit einer sich anschließenden Pause von zehn bis fünfzehn Tagen; danach ein weiterer Zyklus, eine erneute Pause von zwei Wochen und abschließend ein dritter Zyklus.

Welcher Behandlungsrhythmus geeignet ist, hängt davon ab, für welches Reinigungsverfahren Sie sich entscheiden und wie es angewendet wird. Damit ist es allerdings noch nicht getan. Etwa vier Wochen nach dem ersten Säuberungszyklus sollte dieser wiederholt werden, eventuell in einem verkürzten Umfang. Danach führen Sie die Reinigung von Würmern am besten einmal jährlich durch. So sind Sie vor diesen Plagegeistern ein Leben lang geschützt.

Naturheilkundler empfehlen, die Behandlung stets bei abnehmendem Mond, auf keinen Fall aber bei Neumond zu beginnen, damit die Würmer nicht durch den Mund herauskommen. Am besten beginnen Sie die Reinigung am Tag des Dreiviertel-Mondes.

Beugen Sie vor!

Die Bekämpfung von Würmern fängt im Idealfall mit der Vorbeugung an. Leider messen viele Menschen Ansteckungsquellen wie Katzen, Hunden oder anderen Haustieren zu wenig Bedeutung bei. Doch selbst Verwandte und andere nahe stehende Personen können diese Parasiten übertragen. Deswegen kann nicht oft genug betont werden, wie wichtig die Einhaltung von Hygieneregeln ist. In Fleisch und Blut übergehen sollte zum Beispiel das Händewaschen mit Seife nach der Toilettenbenutzung, vor der Speisenzubereitung und vor dem Essen, das Bügeln der Unterwäsche mit einem heißen Bügeleisen, die sorgfältige Reinigung der Wohnung sowie die Desinfektion von Spielsachen und Haushaltsgegenständen. Auch Badewanne und WC müssen unbedingt regelmäßig mit entsprechenden Haushaltsmitteln entkeimt werden – insbesondere in kinderreichen Familien. Zudem gilt: Gemüse und Obst sollten vor dem Verzehr immer gründlich gewaschen werden. Im Umgang mit Fleisch ist ebenfalls Vorsicht geboten.
Da Kinder einer besonders hohen Ansteckungsgefahr ausgesetzt sind, hier ein paar Tipps, welche Nahrungsmittel, die gegen Würmer Wirkung zeigen, sich in den Speiseplan der Kleinen einbauen lassen. Empfehlenswert ist die Einnahme von...

• einem halben Glas Möhrensaft 20 bis 30 Minuten vor den Mahlzeiten,
• einem Tee- oder Esslöffel hochwertigem Honig (Menge je nach Alter) vor dem Mittag- und nach dem Abendessen,
• einem Glas Saft einer frischen Melone aus biologischem Anbau morgens auf nüchternen Magen,
• einer Tasse Roggenbrei mit Milch vor und nach dem Abendessen,
• 20 bis 30 Gramm Absud aus bitterem Wermut, Strohblume oder Minze dreimal täglich jeweils 30 Minuten vor den Mahlzeiten (Zubereitung: zwei Esslöffel fein gehacktes Kraut in einem Porzellangefäß mit einem Glas heißem, abgekochtem Wasser übergießen und abdecken, 15 Minuten lang im Wasserbad erhitzen, dann abseihen).

Praktische Hilfe – das können Sie tun!

Haben Sie sich entschieden, etwas Wesentliches für Ihre Gesundheit zu tun, indem Sie sich von Parasiten befreien, übereilen Sie vorerst nichts. Hören Sie in sich hinein und überlegen Sie, welche Reinigungsmöglichkeit für Sie die richtige sein könnte. In manchen Fällen, besonders bei Darmkomplikationen, ist es sinnvoll, das Verdauungssystem zunächst sanft und danach erst gründlich zu reinigen, auch wenn das länger dauert. Zur sanften Säuberung gehören das morgendliche Öllutschen, das Trinken von einem Glas warmem, abgekochtem Wasser sowie einem Getreideabsud aus Leinsamen oder Hafer und die Einnahme von Kleie oder Aktivkohle, die schädliche Substanzen „aufsaugen" und aus dem Körper befördern. Darmunregelmäßigkeiten wie Durchfall oder Verstopfung können beispielsweise mit Kefir und Speisesoda, Apfel-Essig-Knoblauch-Einläufen und anderen milden Hilfsmitteln kuriert werden (siehe Kapitel 2 und 3/„Die Voraussetzung für eine erfolgreiche Reinigung: Regulieren Sie Ihre Verdauung").
Erst nachdem sich Ihre Verdauung normalisiert hat, wenden Sie intensiv reinigende Einläufe an. Sie sollten dafür aber anfangs kein angesäuertes Wasser, sondern Parasiten und Bakterien abtötende Mittel verwenden (siehe Kapitel 3/„Darmreinigung mit Zwei-Liter-

Einläufen“). Idealerweise erfolgt die Behandlung gegen Würmer unter ärztlicher Aufsicht – insbesondere dann, wenn Sie vorhaben chemische Medikamente einzusetzen. Da Würmer mit den heute üblichen Diagnoseverfahren von Ärzten meist nicht entdeckt werden, ist es empfehlenswert, Hilfe bei einem Spezialisten zu suchen, der mit einem so genannten Vega-Test den Grad Ihres Wurmbefalls messen und dann entsprechende Mittel dagegen aussuchen kann.
Es ist ratsam, im Anschluss an Entwurmungskuren – beispielsweise zwei bis drei Stunden nach dem Abendessen – saubere geschälte Kürbiskerne zu verzehren. Die Schalen können Sie für die Zubereitung eines Absuds verwenden, der am Morgen direkt nach dem Öllutschen getrunken wird.

Für geschwächte Kranke und Menschen, die ihre erste Reinigungskur absolvieren, ist es sinnvoll, sanfte Mittel pflanzlicher Herkunft für die Säuberung zu benutzen. Wurmtreibend sind zum Beispiel: Anis, Birke, Immortelle, Baldrian, Fieberklee, Nelkensamen, Granatäpfel, Walnussschalen, Alant, Eichenrinde, Dost, Faulbaum, Johanniskraut, Tausendgüldenkraut, Ingwer, Schneeballstrauch (mit Honig), große Brennnessel, Hanfsamen, Kirschlorbeer, Kreuzdornrinde, Melde, Zwiebel, Minze, Bärlauch, Karotten, Löwenzahn, Petersilie, Rainfarn, Wermut, weiße Rose (Blüten), Rübe, Kümmel, Kürbissamen, Schafgarbe, Dill, Hopfen, Feldthymian, Knoblauch, Schöllkraut, Sauerampfer und Eukalyptus. In diese Aufzählung gehören auch Beeren und Früchte, die purpurrote Pigmente enthalten und/oder säuerlich-herb schmecken wie Heidel-, Moosheidel- und Sumpfbrombeeren, Granatäpfel und Lotuspflaumen. Antiparasitäre Eigenschaften weisen auch alle Kohlarten auf. Besonders effizient ist Sauerkraut.
Kartoffeln, unser „zweites Brot“, wirken auf Würmer unterschiedlich. Kleine Kartoffeln töten sie ab – in den großen Knollen besitzt lediglich das obere Drittel diese Eigenschaft, der Rest enthält Stärke und begünstigt das Wachstum von Würmern.
In jüngster Zeit hat sich die Alge Spirulina als wirkungsvolles Reinigungsmittel ins Gespräch gebracht. Sie fördert die Befreiung der Nieren und der Leber von Schadstoffen und kann gegen Parasiten und Krebs ins Feld geführt werden, weil sie den blauen Farbstoff

Phycocyanin in hoher Konzentration enthält. Phycocyanin regt das Abwehrsystem an und hat in Tierversuchen krebshemmende und -vorbeugende Wirkung gezeigt.

Volks- und Naturheilmittel

Viele der im Folgenden beschriebenen Anwendungen zur Wurmaustreibung wurden über Generationen hinweg getestet. Weil sich Helminthen aber selbst diesen bewährten Mitteln nicht leicht ergeben und insbesondere im Ei-Stadium viele Attacken abwehren können, ist eine Reihe von Behandlungszyklen notwendig, um den Körper vollständig zu reinigen. Dazu gehört die Einnahme von Naturheilmitteln ebenso wie Einläufe und eine Ernährung gemäß den Prinzipien der Trennkost (siehe Kapitel 2/„Gesunde Ernährung – das A und O").
Es ist sinnvoll, einige reinigende Elixiere zunächst nacheinander auszuprobieren und dabei zu beobachten, welche die beste Wirkung zeigen, um diese dann in den sich anschließenden Säuberungszyklen gezielt einzusetzen.

Wurmmittel mit Breitbandwirkung

Absud aus Sauerampfer: Ein Kilogramm Sauerampfer wird mit einem Liter siedendem Wasser übergossen und in einem Gefäß zwei Stunden lang in ein Wasserbad (größerer Kochtopf mit siedendem Wasser) gestellt. Die Flüssigkeit abseihen, 50 Gramm Zucker hinzufügen und das Ganze so lange kochen lassen, bis der Absud auf ein Volumen von 250 Millilitern reduziert ist.
Anwendung: Trinken Sie ein bis zwei Schluck vor dem Essen. Frische Sauerampferblätter wirken ebenfalls wurmtreibend, wenn man sie auf nüchternen Magen isst.

Absud aus Brennnesseln: Übergießen Sie einen Esslöffel Brennnesselwurzeln mit einem Glas siedendem Wasser. Lassen Sie das Ganze 15 Minuten lang bei schwacher Hitze kochen. Danach abseihen.

Anwendung: Nehmen Sie von dem Absud dreimal täglich je zwei bis drei Esslöffel ein. Dieses Mittel wird insbesondere bei Dickdarmentzündungen und Geschwüren an den Darmwänden, die von Würmern verursacht wurden, angewendet.

Absud aus der Schale eines Granatapfels: Zerkleinern Sie die Schale eines Granatapfels, übergießen Sie diese mit 150 Milliliter Wasser und lassen Sie die Mischung aufkochen.
Anwendung: Trinken Sie die abgekühlte Flüssigkeit in drei Etappen innerhalb von eineinhalb Stunden. Nehmen Sie drei bis vier Stunden später ein Abführmittel ein.

Tee aus Kreuzdornrinde und Kamillenblüten: Mischen Sie abends je zwei Esslöffel gemahlene Kreuzdornrinde und Kamillenblüten, übergießen Sie die Kräuter mit 200 Milliliter siedendem Wasser und lassen Sie die Mischung mehrere Stunden, am besten über Nacht ziehen.
Anwendung: Trinken Sie den Tee am nächsten Morgen auf nüchternen Magen.

Aufguss aus Eichenrinde: Übergießen Sie zwei Esslöffel Eichenrinde mit 200 Milliliter siedendem Wasser. Die Mischung sollte mehrere Stunden ziehen.
Anwendung: Trinken Sie den Aufguss danach ganz bewusst Schluck für Schluck.

Aufguss aus Süßkirsche: Dieser Aufguss wird hergestellt, indem Sie 25 Gramm bittere Früchte der Wildsüßkirsche in einem halben Liter Wasser kochen.
Anwendung: Trinken Sie den Aufguss vor dem Essen im Laufe von drei bis vier Wochen.

Melde und Karotten für Kinder: Für die Bekämpfung von Fadenwürmern bei Kindern kann das Öl der wohl riechenden Melde verwendet werden. Es wird am Morgen auf nüchternen Magen eingenommen – zweimal im Abstand von einer Stunde. Die Zahl der verabreichten Tropfen entspricht dem Alter des Kindes. Nach weiteren

zwei Stunden muss ein wirksames Abführmittel eingenommen werden. Die Behandlung darf frühestens nach einer Woche wiederholt werden. In manchen Fällen weist dieses Mittel auch Rinder- und Schweinebandwürmer in ihre Schranken.
Rohe, geriebene Karotten sind mäßig wurmtreibend. Es wird empfohlen, sie geschwächten Kindern zu geben, um eine Vergiftung zu verhindern, die durch starke Wurmmittel ausgelöst werden kann. Karottensaft und das daraus gewonnene ätherische Öl regen zunächst die Muskeltätigkeit von Würmern an und lähmen sie danach, was die Austreibung der Parasiten fördert.
Achtung! Bei kranken Kindern, die an Würmern leiden, ist es ratsam, die Haut in der Analgegend nach dem täglichen Waschen mit einem Absud aus Wermut oder Rainfarn zu reinigen. Selbstverständlich sollte die Unterwäsche täglich gewechselt und nach dem Waschen heiß gebügelt werden.

Mit Pflanzenkraft gegen Bandwürmer
Als Mittel zur Vertreibung von Rinder-, Schweine- und Zwergbandwürmern eignen sich viele antiparasitär wirkende Pflanzen bzw. Pflanzenteile, darunter Rainfarn, Wermut, Granatäpfel und grüne Walnüsse.

Rainfarn, Wermut, Kamille und Kreuzdorn: Mischen Sie zwei Esslöffel Rainfarnblüten, sechs Esslöffel Wermutkraut und je einen Esslöffel Kamillenblüten und Kreuzdornrinde. Alle Kräuter werden vorher zerkleinert Der Tee wird unmittelbar vor dem Gebrauch zubereitet: Gießen Sie dafür einen gehäuften Esslöffel Kräutermischung mit 250 Milliliter siedendem Wasser auf und erwärmen Sie das Ganze zehn Minuten lang bei schwacher Hitze. Seihen Sie den Tee dann ab.
Anwendung: Trinken Sie ein Glas Kräutertee am Morgen auf nüchternen Magen und ein Glas am Abend zwei bis drei Stunden nach dem Abendessen. Die Behandlung dauert drei Tage lang.

Rainfarn und Kreuzdorn: Mischen Sie je einen Esslöffel Rainfarnblüten und Kreuzdornrinde (beide in Pulverform). Überbrühen Sie

die Mixtur mit einem halben Liter siedendem Wasser, lassen Sie das Ganze ziehen und seihen Sie den Tee ab.
Anwendung: Trinken Sie ein Glas Rainfarn-Kreuzdorn-Tee am Morgen auf nüchternen Magen und ein Glas am Abend. Die Behandlungsdauer beträgt drei bis fünf Tage.

Rainfarn, Wermut und Kamille: Mischen Sie je zwei Esslöffel zerkleinerte Rainfarnblüten, Wermutkraut und Kamillenblüten. Übergießen Sie zwei Esslöffel dieses Gemisches abends mit einem halben Liter siedendem Wasser und lassen Sie das Ganze auf 70 °C abkühlen. Dann füllen Sie die Kräutermixtur in eine Thermosflasche und lassen sie bis zum Morgen ziehen.
Anwendung: Trinken Sie jeweils ein Glas Tee morgens und abends über einen Zeitraum von drei bis fünf Tagen.

Rainfarn, Kürbiskerne und Kreuzdorn: Übergießen Sie je einen Esslöffel zerkleinerte Rainfarnblüten, Kürbiskerne und Kreuzdornrinde mit einem halben Liter siedendem Wasser. Erwärmen Sie die Mischung zehn Minuten lang bei schwacher Hitze und seihen Sie diese dann ab.
Anwendung: Trinken Sie ein Glas Tee am Morgen auf nüchternen Magen und ein Glas am Abend.

Granatapfel: Fünf Gramm zerkleinerte Granatapfelschale werden mit 400 Milliliter Wasser übergossen. Die Mischung muss nun sechs Stunden lang ziehen. Anschließend erhitzen Sie das Ganze und lassen es so lange kochen, bis die Flüssigkeit auf die halbe Menge reduziert ist. Seihen Sie den Absud danach ab.
Anwendung: Trinken Sie den Granatapfelabsud in kleinen Schlucken innerhalb von einer Stunde auf nüchternen Magen aus. Nehmen Sie nach zwei bis drei Stunden 15 bis 30 Milliliter abführendes Rizinusöl ein.

Grüne Walnüsse: Der Aufguss aus der Schale von grünen Walnüssen, die zwischen dem 20. Juni und dem 10. Juli gesammelt werden, kann bei Band- und Fadenwurmbefall ebenso eingesetzt werden wie in der Krebsheilkunde, weil er auch gegen einzellige Parasiten wie

Trichomonaden wirkt. Zur Zubereitung nehmen Sie vier bis fünf grüne Walnüsse, zerkleinern diese mit einem Messer und zerstampfen sie in einem Mörser. Die Masse wird mit 250 Milliliter leicht gesalzenem, siedendem Wasser übergossen, 30 Minuten ziehen gelassen und abgeseiht.
Anwendung: Der Walnusstee wird in drei gleich große Portionen geteilt und im Laufe des Tages getrunken. Nehmen Sie jeweils eine halbe Stunde nach dem Trinken des Aufgusses ein Abführsalz (Natrium- oder Magnesiumsulfat) ein und führen Sie jeweils nach weiteren 30 Minuten einen Reinigungseinlauf durch.

Rainfarn und Faulbaum: Übergießen Sie zwei Esslöffel einer Mischung aus gleichen Mengen Rainfarnblüten und Faulbaumrinde mit einem Glas siedendem Wasser, lassen Sie den Aufguss ziehen und seihen Sie ihn dann ab.
Anwendung: Trinken Sie morgens und abends je ein Glas Rainfarn-Faulbaum-Tee über einen Zeitraum von drei bis fünf Tagen.

Wermut, Rainfarn, Kamille und Faulbaum: Für einen Absud mischen Sie 60 Gramm Wermutkraut, 20 Gramm Rainfarnblüten, 10 Gramm Kamillenblüten und 10 Gramm Faulbaumrinde (alle Zutaten zerkleinert). Einen Esslöffel davon übergießen Sie mit einem Glas kaltem Wasser, erhitzen das Ganze und lassen es sieben bis zehn Minuten kochen. Nachdem die Flüssigkeit abgekühlt ist, seihen Sie den Absud ab.
Anwendung: jeweils ein Glas Kräuterabsud morgens und abends über einen Zeitraum von drei Tagen trinken.

Kürbiskerne, Rainfarn und Faulbaum: Für einen Aufguss werden gleiche Mengen an geschälten Kürbiskernen, Rainfarnblüten und Faulbaumrinde gemischt und zerkleinert. Zwei Esslöffel dieser Mischung werden mit zwei Glas Wasser übergossen, erhitzt und sieben bis zehn Minuten gekocht. Der Absud wird danach abgeseiht.
Anwendung: Trinken Sie jeweils ein Glas Kürbiskern-Kräuter-Absud auf nüchternen Magen am Morgen und am Abend über einen Zeitraum von drei Tagen.

Knoblauch mit Milch: Nehmen Sie zehn Knoblauchzehen mit warmer Milch und zwei Stunden später ein Abführmittel ein.

Kürbiskerne: Dieses Wurmmittel wirkt gegen den breiten Bandwurm, den Rinder- und den Schweinebandwurm. Bereiten Sie die Kürbiskernmischung wie folgt zu: 300 Gramm Kürbiskerne schälen, zerkleinern und mit 100 Gramm Honig oder Konfitüre mischen.
Anwendung: Zwei Tage vor Einnahme der Kürbiskerne machen Sie zwei Reinigungseinläufe, einen am Morgen auf nüchternen Magen und den anderen am Abend vor dem Schlafengehen. Am nächsten Tag folgt ein weiterer Einlauf – nehmen Sie zusätzlich ein Abführsalz ein. Der eigentliche Behandlungstag beginnt ebenfalls mit einem Einlauf. Danach essen Sie die frisch zubereitete Kürbiskernmischung innerhalb einer Stunde und wenden nach zwei Stunden ein Abführsalz an.

Variante 1. Anstelle der Kürbiskern-Honig-Mischung können Sie auch einen Absud aus ungeschälten Kürbiskernen herstellen. Dazu zerkleinern Sie 500 Gramm nicht getrocknete Kürbiskerne im Mörser oder mit dem Fleischwolf und übergießen diese mit einem Liter Wasser. Halten Sie die Kürbiskern-Wasser-Mischung in einem Wasserbad so lange heiß, bis das Volumen auf ein Drittel reduziert ist. Danach den Absud abseihen. Er wird am Behandlungstag innerhalb von 30 Minuten auf nüchternen Magen getrunken. Zwei Stunden später nehmen Sie ein Abführsalz ein. Kinder erhalten weniger Kürbiskerne: Für Drei- bis Vierjährige reichen 75 Gramm, für Fünf- bis Sechsjährige 100 Gramm, für über Zehnjährige 150 bis 200 Gramm.

Variante 2. Dies ist eine vereinfachte Variante der Reinigung mit Kürbiskernen. Essen Sie jeweils morgens auf nüchternen Magen mehrere Esslöffel gemahlene, geschälte Kürbiskerne. Nach einer Stunde sollten Sie ein Abführmittel anwenden, um die Bandwürmer zu vertreiben.

Neben den oben beschriebenen Mitteln gelten auch folgende Zubereitungen und Anwendungen als wurmtreibend:
Melonensaft: Trinken Sie täglich ein Glas auf nüchternen Magen.
Kokosmilch: Fasten Sie ein bis zwei Tage. Trinken Sie dann auf nüchternen Magen die Milch einer Kokosnuss. Am Morgen davor und eine halbe Stunde nach dem Trinken der Kokosmilch machen Sie einen Reinigungseinlauf.
Walderdbeeren: Sammeln, waschen und reinigen Sie drei Kilogramm Walderdbeeren. Verzehren Sie die Früchte auf nüchternen Magen. Essen Sie sofort danach einen ganzen gesalzenen Hering mit Zwiebeln.

Aufgüsse und Absude für reinigende Einläufe
Leider sind viele Menschen heute so stark von verschiedenen Parasiten befallen, dass die Einnahme der oben beschriebenen antiparasitären Wurmmittel meist allein nicht ausreicht, um den Körper von Würmern zu befreien. In eine Behandlung gegen Würmer sollten daher immer auch Einläufe mit einbezogen werden. Bei der Behandlung von Kindern und der Reinigung von Madenwürmern wird das Volumen der Einläufe deutlich verringert – informieren Sie sich bei einem Therapeuten über die jeweils empfehlenswerte Menge. Folgende Aufgüsse und Absude sind für Einläufe empfehlenswert.

Knoblauchabsud: Kochen Sie eine große Knoblauchknolle so lange in einem Glas Milch, bis diese weich wird. Gießen Sie die Milch ab, lassen Sie diese abkühlen und führen Sie den Einlauf am Abend durch. Die Flüssigkeit sollte die ganze Nacht über im Darm bleiben. Für einen Einlauf wird je nach Alter ein viertel bis ein halbes Glas Flüssigkeit verwendet. Der Knoblauchabsud wird eine Woche lang täglich zur Behandlung gegen Maden- und Spulwürmer angewendet.

Knoblauchaufguss: Zerkleinern Sie fünf bis sechs frische Knoblauchzehen, übergießen Sie diese mit einem Glas warmem Wasser und lassen Sie das Ganze etwas ziehen. Nehmen Sie die Knoblauchzehen anschließend heraus. Der Einlauf sollte fünf Minuten im

Darm bleiben. Der Knoblauchaufguss kann allgemein gegen Würmer angewendet werden.

Variante 1. Zerkleinern Sie zehn frische Knoblauchzehen und übergießen Sie diese mit einem halben Glas siedendem Wasser. Nachdem die Mischung abgekühlt ist, seihen Sie die Flüssigkeit ab. Verwenden Sie diese für zwei Mikroeinläufe in der Nacht.

Variante 2. Am Abend werden zwei fein gehackte Knoblauchzehen mit 200 Milliliter siedendem Wasser übergossen. Lassen Sie die Mischung über Nacht ziehen. Am Morgen wird die Flüssigkeit abgeseiht und für den Darmeinlauf verwendet. Nach dem Stuhlgang folgt ein Reinigungseinlauf. Nehmen Sie dann ein Bad. Die Anwendung hilft gegen Madenwürmer.

Absud aus Rainfarn: Übergießen Sie einen Esslöffel zerkleinerte Rainfarnblüten mit einem halben Liter siedendem Wasser. Die Mischung sollte anschließend 10 bis 15 Minuten lang kochen. Danach abkühlen lassen und abseihen. Den Einlauf halten Sie etwa fünf Minuten im Darm. Der Rainfarnabsud wird zur Behandlung von Maden- und Spulwürmern eingesetzt. Für Kinder ist er nicht geeignet.

Absud aus Beifuß: Übergießen Sie einen Esslöffel Zitwerbeifuß mit einem halben Liter siedendem Wasser und lassen Sie die Kräutermischung 15 Minuten lang bei schwacher Hitze kochen. Danach abkühlen lassen und abseihen. Den Einlauf sollten Sie etwa fünf Minuten im Darm halten. Der Absud kann gegen Maden- und Spulwürmer eingesetzt werden.

Mittel gegen Lamblien

Wie für die Würmer gilt auch für Lamblien: Es ist wesentlich einfacher einer Ansteckung mit diesen kleinen Parasiten vorzubeugen, als sich nach einer Infektion von ihnen zu befreien. Die Prophylaxe gegen Lamblien besteht in erster Linie in der Einhaltung von Hygieneregeln.

Therapiemöglichkeiten damals und heute

Als Medikamente gegen Lamblien wurden in der Vor- und Nachkriegszeit Acrichin und Osarsol eingesetzt. Die Behandlung bestand aus mehreren Kuren, die jeweils fünf Tage dauerten – mit fünf bis zehn Tage langen Pausen dazwischen. Sechs Wochen nach Beendigung dieser Therapie wurde eine Untersuchung des Stuhls und der Gallenflüssigkeit auf Lamblien vorgenommen. Die Wäsche der Patienten wurde desinfiziert und zudem musste der Kranke eine Diät einhalten. Außerdem wurden zusätzliche Arzneimittel gegen Entzündungen verabreicht.

Heutzutage schlagen Pharmazeuten Metronidazol-Präparate (Trichopol) bzw. dem Metronidazol ähnliche Medikamente wie Tinidazol als Mittel gegen Lamblien vor – diese wirken zugleich sehr effektiv gegen Trichomonaden. Allerdings ist in den USA die Verwendung von Metronidazol zwecks Behandlung der Lambliasis offiziell nicht zugelassen. Zur Zeit wird diese parasitäre Erkrankung dort am häufigsten mit Chinacrin therapiert. Das Präparat gilt als hoch wirksam – es wird von einer Genesungsquote von 70 bis 90 Prozent ausgegangen. Die Praxis hat jedoch gezeigt, dass die Anwendung dieses Arzneimittels zu Störungen der Magen-Darm-Tätigkeit und zu psychischen Problemen infolge einer Vergiftung führen kann. Neben den oben genannten Mitteln stehen die gegen Lamblien allerdings weniger effektiven Medikamente Forazolidon, Aminochinol und das gute alte Acrichin zur Verfügung. Schwangere werden nur bei Vorliegen deutlicher Symptome behandelt, und zwar mit Paromomycin.

Egal wie wirksam die Mittel auch sind – mit Tabletten allein lassen sich die arglistigen Geißeltierchen wie Lamblien und Trichomona-

den sowieso nicht vertreiben. Die bei der Anwendung von Chinacrin in Aussicht gestellte Genesungsquote von mehr als 70 Prozent dürfte kaum den Tatsachen entsprechen. Denn der Behandlungserfolg wird anhand der Feststellung von Lamblienzysten im Stuhl geschätzt. Diese Analyse muss nach der Therapie mit Medikamenten jedoch zwangsläufig negativ ausfallen, weil die Parasiten sich gegen den Arzneimitteleinsatz schützen, indem sie sich in der Darmschleimhaut, der Gallenblase, der Leber oder der Bauchspeicheldrüse verkriechen.
Eine Behandlung muss daher gut vorbereitet werden, insbesondere indem vor Beginn eine Reinigung des Darms von Schadstoffen und Stuhlrückständen erfolgt. Mit anderen Worten: Es ist eine umfassende Therapie notwendig, einschließlich der Anwendung von antiparasitär wirkenden pflanzlichen Mitteln, die sowohl gegen Lamblien als auch gegen Würmer gerichtet sind. Zu diesen Heilpflanzen gehören unter anderem Rainfarn, Wermut, Birke, Eberesche, Faulbaum und Eiche.

Die Natur hilft

Heilpflanzen im Einsatz gegen Lamblien
Folgende Pflanzen unterstützen den menschlichen Organismus bei der Befreiung von Parasiten wie Lamblien und Würmern.

Rainfarn: Gießen Sie über einen Esslöffel mit getrockneten, zerkleinerten Rainfarnblüten und -stängeln ein Glas kochendes Wasser. Füllen Sie die Mischung in einen Becher und stellen Sie diesen zugedeckt 15 bis 20 Minuten lang in ein Bad mit kochendem Wasser. Rühren Sie den Rainfarnabsud regelmäßig um. Danach sollte er abkühlen, 30 Minuten ziehen und anschließend durch ein Sieb gegossen werden.
Anwendung: Nehmen Sie einen bis zwei Esslöffel Absud dreimal am Tag auf nüchternen Magen ein. Der fertige Tee darf höchstens zwei Tage lang an einem kühlen Ort aufbewahrt werden. Danach müssen Sie ihn neu zubereiten.

Gemeiner Wermut: Übergießen Sie zwei Esslöffel fein gehacktes trockenes Kraut in einem Becher mit einem Glas kochend heißem Wasser. Dann das Ganze zudecken, 15 Minuten im Wasserbad warm halten, 45 Minuten abkühlen lassen und abseihen.
Anwendung: Teilen Sie den fertigen Tee in drei Portionen und trinken Sie ihn innerhalb von drei Tagen jeweils 30 Minuten vor dem Essen. Es ist empfehlenswert, die Behandlung im Anschluss an eine mindestens einwöchige Darmreinigung zu machen – parallel zu einer vegetarischen Diät, die insbesondere Knoblauch, Zwiebeln und Sauerkraut beinhaltet.

Birke: Sammeln und trocknen Sie noch klebrige junge Birkenblätter. Überbrühen Sie zwei Esslöffel davon mit einem Glas kochend heißem Wasser. Die Mischung muss danach zugedeckt 30 Minuten ziehen und wird anschließend abgeseiht.
Anwendung: Trinken Sie den Birkenblättertee jeweils morgens auf nüchternen Magen. Die Dauer der Anwendung beträgt zwei bis sechs Wochen.

Eberesche: Übergießen Sie einen Esslöffel fein gehackte Ebereschenrinde mit einem Glas kochend heißem Wasser, lassen Sie die Mischung zehn Minuten bei schwacher Hitze kochen und danach 20 Minuten ziehen. Anschließend seihen Sie die Flüssigkeit ab.
Anwendung: Trinken Sie den Absud direkt nach dem Aufstehen auf nüchternen Magen. Wenden Sie ihn in einem Zeitraum von zwei bis sechs Wochen an.

Faulbaum: Geben Sie einen Esslöffel (zehn Gramm) Faulbaumrinde in einen Becher mit einem Glas kochend heißem Wasser und erhitzen Sie das Ganze 30 Minuten lang im Wasserbad. Dabei ab und zu umrühren. Anschließend muss die Flüssigkeit abkühlen und wird danach abgegossen. Der Absud wird nun mit abgekochtem Wasser auf das ursprüngliche Volumen aufgefüllt.
Anwendung: Trinken Sie die eine Hälfte des Absuds morgens auf nüchternen Magen und die andere abends.

Eiche: Setzen Sie einen Teelöffel fein gehackte Eichenrinde mit zwei Glas kaltem und abgekochtem Wasser an. Die Mischung muss nun acht Stunden lang ziehen. Danach abseihen.
Anwendung: In zwei gleich große Portionen aufgeteilt wird der Eichenrindenaufguss früh auf nüchternen Magen und abends getrunken. Für Kinder ist er nicht geeignet!

Beeren und Sauerkraut: Das Verzehren von Beerenfrüchten wie Erd- und Heidelbeeren in großen Mengen unterstützt im Sommer die Reinigung von Lamblien und Würmern. Im Winter können Sie Lamblien, die aus dem Darm in die Leber und in die Gallenblase übergesiedelt sind, erfolgreich bekämpfen, indem Sie täglich ein halbes Glas Sauerkrautsaft auf nüchternen Magen 30 Minuten vor der Mahlzeit trinken, und zwar ein bis zwei Monate lang.

Unterstützung bei chronischen Leiden und Störungen der Gallenabsonderung

Ist die Lambliasis, die Erkrankung mit Lamblien, in die chronische Form übergegangen und treten Störungen bei der Gallenabsonderung auf, wird die Einnahme gallentreibender Kräutertees erforderlich. Besonders geeignet sind Immortelle, Johanniskraut, Maishaar, Löwenzahnwurzel, Walnussbaumblätter, Rainfarn und Wermut. Außerdem sind die konzentrierten Wirkstoffe der Hagebutte und verschiedene Abführsalze (Sulfate, Phosphate, bitteres Mineralwasser) hilfreich, die die Gallensekretion verstärken, die Galle verdünnen und zu einer Entspannung des distalen (von der Körpermitte weg gerichteten) Teils des Gallenblasengangs (Ductus choledochus) führen. Mehr dazu erfahren Sie in Kapitel 4.

Gegen Siliziummangel

Fachärzte stellen bei Lambliasis-Kranken in vielen Fällen Siliziummangel fest. Kein Wunder, denn dieses Spurenelement wird für die Ausscheidung von Parasiten in erhöhtem Maße benötigt. Einem Defizit kann mit Hilfe von Siliziumwasser oder anderen Nahrungsergänzungen aus Silizium entgegengewirkt werden. Das Spurenelement ist außerdem in angebautem Gemüse wie Porree, Gurken, Tomaten, Radieschen, Rüben und Sellerie, in Sauermilchprodukten

und wild wachsenden Pflanzen wie Beinwell, Ackerschachtelhalm und Brennnessel enthalten. Die Kräuter werden als Tee zubereitet – trinken Sie davon so oft wie möglich zwei bis drei Gläser pro Tag. Auch die gallentreibenden und abführenden Blätter junger Löwenzahnpflanzen sind reich an Silizium. Diese können Sie zum Beispiel regelmäßig Salaten hinzufügen.
Wenn Sie all diese Lebensmittel in Ihre tägliche Ernährung einbeziehen, wird das Ausscheiden von abgestorbenen Parasiten aus dem Körper gefördert und die Widerstandsfähigkeit Ihres Organismus steigt.

Darmreinigung mit Hilfe von Zwei-Liter-Einläufen

Mit Hilfe von Zwei-Liter-Einläufen kann der Darm von Giften und schädlichem Ballast gereinigt werden. Mischen Sie dazu zwei Liter Wasser – warm und abgekocht – mit einem Esslöffel Apfelessig und eineinhalb Esslöffeln Salz. Durch das schwach saure und salzige Wasser findet keine Reinigung von Würmern, sondern lediglich eine Darmspülung statt, bei der Kotreste, Schleim und eventuell darin vorhandenen Bakterien ausgeschieden werden.
Die Wasser-Apfelessig-Mixtur wird in einen Irrigator, einen speziellen Darmspülungsapparat für größere Flüssigkeitsmengen, gegossen. Um den Darm zu spülen, wird die Flüssigkeit aus dem Irrigator über einen Schlauch und ein in den After eingeführtes Rohr in den Darm geleitet. Das Darmrohr wird vorher durch Eintauchen in Pflanzenöl eingefettet.
Sollten die zwei Liter nicht auf einmal in den Verdauungstrakt passen, wird der Einlauf in zwei oder drei Ansätzen gemacht. Die Darmreinigung erfolgt am besten abends vor dem Schlafengehen: in der ersten Woche täglich, in der zweiten alle zwei, in der dritten alle drei, in der vierten alle vier Tage und in der fünften einmal pro Woche. Im Zuge der Anwendung wird eine große Anzahl von Kotsteinen aus dem Körper ausgeschieden.

Um den Dickdarm von Würmern zu befreien, muss eine antiparasitäre Reinigungslösung verwendet werden, die die Würmer schwächt oder gar vernichtet. Dazu eignen sich Tees aus Schöllkraut, Rainfarn oder Wermut (Dosierung: zwei Esslöffel klein geschnittenes, getrocknetes Kraut auf zwei Liter Wasser), denen eineinhalb Esslöffel Steinsalz zugegeben werden.

Damit der riesige, ausgeleierte Dickdarm in den Normalzustand zurückversetzt wird, ist es notwendig, die Ernährung umzustellen. Essen Sie morgens pflanzliche Nahrung wie Trockenäpfel, Kleie, ohne Milch zubereitete Breie und Vollkornbrot. All diese Lebensmittel haben die Funktion eines Besens, der alle Ecken des Darms „ausfegt". Insbesondere Kleie eignet sich dafür. Sie hilft bei der Wiederherstellung der Darmperistaltik und fördert so die Fähigkeit des Darms, sich regelmäßig zu entleeren. Dabei darf folgender Aspekt nicht außer Acht gelassen werden: Je schwerer die Erkrankung ist, an der ein Mensch leidet, desto vorsichtiger sollte bei der Reinigung vorgegangen werden.

Die Voraussetzung für eine erfolgreiche Reinigung: Regulieren Sie Ihre Verdauung

Darmunregelmäßigkeiten wie Durchfall und Verstopfung sind meist die Vorboten von Krankheiten. Das ist ein Grund, warum die Entschlackung des Organismus im Darm beginnen sollte. Er ist die Haupteingangspforte für krankheitserregende Parasiten und Mikroben.
Sollten Sie an Hämorrhoiden oder an Verstopfung leiden, dann müssen Sie allerdings zunächst diese Beschwerden beseitigen, bevor Sie reinigende Einläufe mit Kräutern gegen Parasiten machen. Mit den folgenden Anwendungen lässt sich eine eingeschränkte Darmtätigkeit relativ leicht wiederherstellen.

1. Kefir und Speisesoda: Füllen Sie abends ein Glas zu vier Fünftel mit Kefir und geben Sie einen drittel Teelöffel Speisesoda (Natriumbikarbonat) dazu. Das Ganze wird nun kräftig umgerührt, bis die Masse schäumt. Trinken Sie das Glas auf einmal aus. Diese einfache Anwendung bewirkt, dass der Darm sich am folgenden Morgen problemlos entleert. Sie können diese Kefir-Therapie nach Bedarf an den nächsten Abenden wiederholen, um einer Darmträgheit entgegenzuwirken.

2. Apfelessig-Knoblauch-Einlauf: Nachdem mindestens einmal eine normale Darmentleerung stattgefunden hat, kann mit Hilfe eines Klistiers ein Essig-Knoblauch-Einlauf (200 bis 400 Milliliter) gemacht werden, der die Darmtätigkeit weiter anregt und zugleich ein sicheres Mittel gegen Madenwürmer ist. Hier eine Möglichkeit der Zubereitung: Putzen Sie einzelne Knoblauchzehen, ohne die Schale abzuziehen. Legen Sie die Masse nun in einen Kochtopf und fügen Sie Essigwasser hinzu (bestehend aus gleichen Teilen Apfelessig und Wasser). Danach wird ein Teller darauf gelegt, sodass der gesamte Knoblauch mit Flüssigkeit bedeckt ist. Nachdem die Mischung einen Monat lang bei Zimmertemperatur durchgezogen ist, wird die Flüssigkeit abgegossen. Übergießen Sie den Knoblauch nun erneut mit Apfelessig, der zur Hälfte mit Wasser verdünnt wurde. Nach weiteren zwei Wochen ist der Knoblauch verzehrfertig. Die verbleibende Flüssigkeit ist ein wertvolles Mittel gegen Bakterien und Würmer, das sich sehr gut für Einläufe eignet.
Eine Schnellvariante der Essig-Knoblauch-Mischung kann wie folgt zubereitet werden: Hierzu benötigen Sie eine Knoblauchknolle, die fein geschnitten oder zerdrückt wird. Die Masse wird in einen Porzellan- oder emaillierten Metallbecher gegeben und mit sechsprozentigem Apfelessig übergossen, der zuvor zur Hälfte mit abgekochtem Wasser verdünnt wurde – dabei wird ein Esslöffel Essigwasser pro Knoblauchzehe in das Gefäß gefüllt. Lassen Sie den Behälter jetzt zugedeckt und bei Zimmertemperatur stehen. Am übernächsten Tag kann die Flüssigkeit nach kräftigem Umrühren verwendet werden. Ein Esslöffel davon wird durch ein Teesieb in einen Becher gegossen, dieser wird mit gekochtem, lauwarmem Wasser aufgefüllt und das Ganze mit einem Esslöffel Essig versetzt. Anschließend wird die Flüssigkeit in einen Irrigator (400 Milliliter) gefüllt.
Egal für welche Herstellungsweise des Essig-Knoblauch-Auszugs Sie sich entscheiden, für alle gilt: Die Einläufe werden nach dem Aufstehen auf nüchternen Magen gemacht. Nach zwei bis fünf

Minuten wird der Darm entleert. Erfahrungsgemäß reguliert sich die Darmtätigkeit dadurch.

Hat sich der Stuhlgang normalisiert, kann die Einnahme der Kefir-Soda-Mischung auf einmal wöchentlich reduziert werden. Die morgendlichen (Kefir) und abendlichen (Knoblauch-Essig-Einlauf) Anwendungen bereiten den Körper hervorragend auf eine sich anschließende Dickdarmsäuberung mit reinigenden Zwei-Liter-Einläufen aus antiparasitären Kräutern vor.

Pflanzliche Mittel gegen Verstopfungen
Speziell gegen Verstopfungen helfen folgende pflanzliche Mittel.

Leinsamen: Bei Verstopfungen, die durch eine Störung des bakteriellen Gleichgewichts (Dysbakteriose) verursacht werden, trinken Sie mindestens einen Liter Leinsamenbrühe pro Tag (Zubereitung: siehe Kapitel 2/„Sanfte Darmreinigung mit Getreide-Extrakten").

Sanfte Abführmittel: Eine spastische Kolitis (Reizdarm) und durch Muskelerschlaffung bedingte Verstopfungen können mit Hilfe leichter Abführmittel behoben werden. Stellen Sie dafür zum Beispiel einen Aufguss aus Faulbaumrinde her (Zubereitung: siehe Kapitel 3/„Die Natur hilft") und trinken Sie davon zur Nacht 100 Milliliter. Abführend wirken auch folgende Pflanzen: Leinkraut, Feldwinde, Pfefferminze, Sennes, Kamille und Dill.

Als sanftes Abführmittel geeignet sind außerdem ***Holunderbeeren***.
Anwendung: Essen Sie dreimal täglich je einen Teelöffel Holundermarmelade oder brühen Sie sich einen Tee aus einem Esslöffel Trockenfrüchten pro Tasse auf. Trinken Sie davon drei- bis viermal am Tag 100 Milliliter jeweils 15 Minuten vor den Mahlzeiten.

Schönheitssalat: Die bekannte Heilpraktikerin Alla Tartak empfiehlt zur Behebung von Darmproblemen wie Verstopfungen, regelmäßig einen „Schönheitssalat" zu verzehren. Dieser besteht aus folgenden Zutaten: zwei Esslöffel rohe Haferkörner, 200 Milliliter frische Milch, ein geriebener Apfel, eine klein geschnittene Orange und je ein Esslöffel Rosinen, geriebene Walnüsse und Honig. Haferkörner und Frischmilch sind ein Muss, alles andere kann leicht variiert werden. Der Salat muss sorgfältig gekaut werden.

Wer unter Verstopfung leidet, sollte folgende Nahrungsmittel meiden: Weißbrot, Nudeln, Stärke beispielsweise in Form von Reisgerichten, Pudding, Kakao und kräftigen Schwarztee. Empfehlenswert ist dagegen der Verzehr von Haferbrei, Kefir, Roggenbrot und Meereskohlsalat sowie von Gemüse, darunter vor allem Weißkohl, Möhren, roter Bete, Rettich, Gurken oder Kürbisse. An Obst eignen sich Trockenpflaumen (vorher eingeweicht), Weintrauben und Aprikosen. Auch Ingwer hilft bei Verstopfungen.

Entwickeln Sie Ihren persönlichen Reinigungsplan

Wie Sie sehen, ist die Auswahl an Naturheilmitteln, die sich gegen Parasiten des Darms wie Würmer oder Lamblien richten, riesengroß. Nachdem Sie unterschiedliche Reinigungsmethoden kennen gelernt haben, können Sie für sich ein individuelles Verfahren entwickeln – abhängig davon, welche Parasiten in Ihrem Körper hausen und welche Kräuter und Mittel Ihnen zu Verfügung stehen. Sie müssen sich dabei von allen Wurmarten, deren Eiern und Larven, Lamblien und Darm-Trichomonaden, die Ihren Verdauungstrakt bevölkern, befreien.
Der Kampf gegen die Parasiten muss während der Reinigungsphase täglich und an mehreren Fronten stattfinden. Um zu vermeiden, dass sich die Eindringlinge an die eingesetzten Heilmittel gewöhnen, ist es empfehlenswert, abwechselnd verschiedene Mittel anzuwenden. Zudem ist es erforderlich, die Darmreinigungskuren regelmäßig zu wiederholen – und zwar vor allem im Februar, im Monat der verstärkten Vermehrung von Würmern, und am Ende des Sommers, wenn die Trichomonaden besonders aktiv sind.
Im Folgenden berichte ich über Reinigungsmethoden, die ich teilweise bereits seit vielen Jahren, teilweise erst seit einigen Monaten selbst praktiziere. Zudem gebe ich konkrete Empfehlungen, wie Sie an die Erstellung eines persönlichen Reinigungsplanes herangehen

können. Die Anwendungen sollen lediglich als Anregung dienen – sie können bei Bedarf mit den in diesem Kapitel vorgestellten Tees, Aufgüssen, Einläufen etc. ergänzt oder verändert werden.

Eine einfache Variante für jeden Tag

Um Krankheiten aktiv vorzubeugen, habe ich bereits vor Jahren eine einfache Reinigungsfolge zusammengestellt, die sich relativ leicht in den Alltag einbeziehen lässt. Sie besteht aus täglichen Heilanwendungen sowie in regelmäßigen Abständen zu absolvierenden Säuberungen des Darms, der Leber und der Nieren. All dies zahlt sich sicherlich in einem Mehr an Lebensjahren oder -jahrzehnten aus, denn durch die Reinigungsprozeduren wird die Abwehr des Körpers gegen akute und unheilbare Erkrankungen gestärkt. Über die im Folgenden vorgestellten Anwendungen hinaus empfiehlt es sich, regelmäßig Sport zu treiben und in die Sauna zu gehen.

Wie man sich bettet...
Ein gesunder Schlaf ist die Voraussetzung für einen gesunden Körper. Ich habe meine Gewohnheiten dementsprechend etwas verändert. Zuerst habe ich mir eine Schlafstelle nach Maß gebaut. Dazu nahm ich eine Spanplatte von einer Fläche, die genau ausreichte, um meinen Rumpf darauf zu betten – denn nur die Wirbelsäule muss hart liegen, nicht aber der Kopf und die Beine. Die Platte umnähte ich mit Wollstoff, sodass das Bett weniger hart und bequemer wurde, und legte sie auf mein Schlafsofa. Mein großes Federkissen benutze ich lediglich vor dem Schlafen, wenn ich lese. Danach wird das Kissen zur Seite gelegt, den Kopf bette ich auf ein kleines festeres Nackenkissen, das nicht mit Federn, sondern mit Wolle gefüllt ist. Das Kissen drückt sich in das Sofa hinein und befindet sich damit auf einem Niveau mit der Spanplatte. Das ist förderlich für den Blutkreislauf während des Schlafs.

Recken, strecken und massieren
Folgende Übungen helfen mir, meine Gesundheit und Arbeitsfähigkeit zu erhalten. Jeden Morgen nach dem Aufwachen drehe ich mich

auf den Rücken und strecke ausgiebig meine Beine und Arme. Dann ziehe ich die Beine so an, dass sie Dreiecke bilden, mit Knien als Spitzen in der Luft. Dadurch entspannt sich der Bauch, er wird weich. Ich massiere ihn nun mit zu Fäusten geballten Händen, und zwar im Uhrzeigersinn.

Anschließend erfolgt die Massage der Gallenblase. Hierfür drücke ich mit den Knöcheln der rechten Faust unter den rechten Rippenbogen und abwärts den Bauch entlang. Diese gleitenden Bewegungen werden entlang des gesamten Rippenbogens wiederholt – von der Seite zur Mitte hin. Danach wird die Bauchspeicheldrüse massiert, die sich unter dem linken Rippenbogen und dem Sonnengeflecht befindet.

Anschließend strecke ich die Beine wieder, der Bauch spannt sich an. Mit der Unterseite der rechten – eventuell in Abwechselung mit der linken – Hand kreise ich im Uhrzeigersinn über den ganzen Bauch. Das dauert im Idealfall zwei Minuten oder 120 Kreisbewegungen.

Nun lege ich mich auf die linke oder rechte Seite und massiere mit der zur Faust geballten Hand die Wirbelsäule, beginnend am Kreuzbein (unterster Teil der Wirbelsäule) und dann Richtung Kopf wandernd – so weit wie ich komme. Anschließend massiere ich in der Rückenlage den oberen Teil der Wirbelsäule. Ich beginne mit den Halswirbeln und gleite weiter Richtung Kreuzbein – so weit meine Arme reichen.

Nun folgt die Gesichtsmassage. Mit den Händen drücke ich unter das Kinn und bewege mich dann langsam und mit Druck weiter zu den Schläfen. In der gleichen Richtung (von unten nach oben) folgen streichelnde Bewegungen an beiden Gesichtshälften. Mit klopfenden Bewegungen der Finger massiere ich anschließend die Stirn von der Mitte aus zu den Schläfen, dann den Bereich unter den Augen – von den Schläfen zur Nase. Jetzt strecke ich mich noch einmal kräftig und stehe auf.

Die morgendliche Massage nimmt insgesamt höchstens zehn Minuten in Anspruch. Sie steht in direktem Zusammenhang mit der Reinigung, denn das Verdauungssystem wacht als Erstes auf. Die Bauchmassage verbessert die Darmperistaltik und trägt gemeinsam mit den anderen Anwendungen zur regelmäßigen Darmentleerung

bei. Damit verbessert sich die Fähigkeit, die Reste der nicht verdauten Nahrung und sonstige Schlacken auszuscheiden. Das senkt die Wahrscheinlichkeit für Gärungs- und Fäulnisprozesse, hält den Darm sauber und bewirkt, dass sich Würmer, schädliche Pilze, einzellige Parasiten und Bakterien nicht so gut vermehren.
In Folge der Gallenblasenmassage kann bereits nach einigen Anwendungen ein brennender Ausstoß von Galle durch die Speiseröhre stattfinden. Das bedeutet, dass die Arbeit Früchte trägt. Die Galle staut sich nicht mehr und die Gefahr der Bildung von Gallensteinen verringert sich. Die Reinigung der Gallenblase begünstigt außerdem die Normalisierung der Lebertätigkeit. Nicht minder wichtig ist auch die Massage der Bauchspeicheldrüse, die für die Verdauung und viele andere lebenswichtige Vorgänge zuständig ist, unter anderem für die Produktion eines so wichtigen Hormons wie Insulin.

Mund- und Zahnhygiene

Nach dem Aufstehen mache ich eine Ölkur mit unraffiniertem Sonnenblumenöl – wie in Kapitel 2 beschrieben –, um die Trichomonaden aus den Zahnfleischtaschen und der Speiseröhre bzw. aus den Bronchien herauszuholen. Von Zeit zu Zeit verwende ich anstelle des Sonnenblumenöls zehn Tropfen Teebaumöl an, die ich 20 Minuten lang lutsche. Dieses Mittel hilft gegen Candida-Pilze. Erst nach dem Öllutschen putze ich mir die Zähne.

Salat, Brühe oder Wasser

Nach dem Zähneputzen bereite ich einen Salat vor, der für drei Mahlzeiten reicht (Tagesportion). Zugleich trinke ich ein halbes Glas Saftmischung. Dann stelle ich eine Brühe aus Leinsamen, Hafer (siehe Kapitel 2), Kräutern oder Kiefernadeln her, die den Magen-Darm-Trakt reinigen, ihn mit Vitalstoffen anreichern und die Verdauung anregen. Ich trinke ein Glas der warmen Brühe schluckweise. Alternativ dazu kann auch ein Glas heißes, gekochtes Wasser getrunken werden.

Jod, Kupfer und Eierschalen

Vor den Mahlzeiten nehme ich jeweils Jod ein. Dazu mische ich einige Tropfen fünfprozentige Jodlösung mit 40 Milliliter Trockenmilchlösung. Nach dem Essen wende ich eine in Milch aufgelöste einprozentige Kupfersulfatlösung (Vitriol) an. Je nach finanziellen Möglichkeiten bietet es sich an, solche Mineralstoffe und Spurenelemente in Form von Nahrungsergänzungen einzusetzen, um dem Körper fehlende Substanzen zuzufügen. Regelmäßig esse ich außerdem Eierschalen.

An besonderen Tagen: Reinfarn, Beifuß, Schöllkraut
Die oben vorgestellten morgendlichen Heilanwendungen sollten in bestimmten Zeitabständen durch eine Reinigung von Darm, Leber und Nieren ergänzt werden. Habe ich vor, solche speziellen Reinigungsanwendungen zu machen, führe ich morgens auf nüchternen Magen in der Regel einen Einlauf mit antiparasitären Kräutern durch. Dafür bereite ich am Vorabend Aufgüsse aus Schöllkraut, Wermut oder Rainfarn vor (siehe Kapitel 3/„Darmreinigung mit Hilfe von Zwei-Liter-Einläufen“). Der Einlauf sollte Zimmertemperatur (etwa 20 °C) haben. Bei Menschen, die aufgrund von Krämpfen im Dickdarm an spastischen Verstopfungen leiden, muss die Temperatur des reinigenden Aufgusses etwas über der Körpertemperatur liegen, jedoch höchstens bei 40 °C. Das betrifft in der Regel Personen mit einer schwachen Psyche, die leicht erregbar sind, unter Dauerstress leiden oder sich in einer außergewöhnlichen Situation befinden.
Nach der Reinigung des Darms säubere ich den Genitalbereich gründlich. Auch die verwendeten Utensilien werden intensiv gereinigt. Die Hände werden anschließend gewaschen, zunächst mit Gallseife, dann mit normaler Seife. Dann bereite ich einen Salat und Brühe aus Leinsamen, Hafer, Kiefernadeln, Kräutern etc. vor (siehe oben).

Als ich noch keine Darmreinigung mit Hilfe von großen Einläufen durchgeführt habe, habe ich zu diesem Zweck Breie ohne jeglichen Zusatz von Salz, Zucker, Milch oder Butter verwendet. Die Körner dafür wurden am Vorabend eingeweicht. Zunächst habe ich am Morgen schluckweise warmen Nadel- oder Kräuterabsud (in Ausnahmefällen abgekochtes Wasser) getrunken, dann den Brei verzehrt und erst danach folgte das Frühstück.

Die gründliche Reinigung

Bei vielen Menschen reicht die oben beschriebene vereinfachte Variante der täglichen Reinigung allein nicht aus. Sie müssen sich einer gründlichen Reinigung insbesondere des Darms unterziehen. Dies gilt vor allem dann, wenn das Verdauungssystem sehr verunreinigt ist, weil es noch nie oder längere Zeit nicht mehr gereinigt wurde, oder wenn in der eigenen Familie Herzinfarkt, Diabetes, Schlaganfall, Arthritis, Schuppenflechte oder andere unheilbare Krankheiten auftreten. Die folgenden Reinigungsanwendungen sind für Menschen in solchen Situationen besonders wichtig.

Bereiten Sie sich gut vor

Auf die ungewöhnliche und für die meisten von uns unangenehme Prozedur der Darmreinigung habe ich mich sehr lange einstellen müssen. Mal waren es die häuslichen Bedingungen, mal die finanziellen, an denen der Beginn scheiterte. Doch zur Jahrtausendwende nahm ich mir vor, meinen eigenen Körper endlich gründlich zu säubern. Ich habe damals durch Ausprobieren und aufgrund meines Wissens um die in den verschiedenen Körperregionen vertretenen, unterschiedlichen Parasitenarten ein Programm zur Reinigung sämtlicher Darmbereiche entwickelt. Dabei habe ich mich auch mit den Vor- und Nachteilen der bekannten Reinigungsmethoden nach Hulda Clark, Ewgenij Schadilow, Nadeshda Semjonowa und Gennadij Malachow auseinandergesetzt. Darauf im Detail einzugehen, würde allerdings den Rahmen dieses Buches sprengen.

Ein Reinigungsprogramm sollte aus mehreren Reinigungsfolgen bestehen und alle Darmregionen umfassen: Zunächst wird der Enddarm gereinigt, dann der Dickdarm, schließlich der Dünndarm und danach folgt bei Bedarf die Säuberung der anderen Organe wie der Leber, der Nieren etc. Halten Sie diese Reihenfolge nicht ein oder wiederholen Sie die Reinigung nicht regelmäßig, besteht die Gefahr, dass sich einige der ungebetenen Gäste in unbehandelte Regionen flüchten und sich übermäßig vermehren. Die lediglich „aufgeschreckten" Parasiten werden dabei widerstandsfähig gegen die eingesetzten Mittel und dann letztlich noch schwieriger zu bekämpfen sein.

Wo leben die Parasiten?

Um ein komplettes Programm zur Reinigung des Körpers zu erstellen, musste ich mich zunächst kundig machen, wo die am meisten verbreiteten ein- und mehrzelligen Parasiten in unserem Körper leben. Nur wenn wir das wissen, sind wir in der Lage, die Parasiten gezielt zu vernichten oder zu vertreiben. Das Ergebnis meiner Recherchen lesen Sie hier:

Mundhöhle: Larven von Spul- und Hakenwürmern, Eier, Larven und geschlechtsreife Exemplare unterschiedlicher Würmer

Kehle und Speiseröhre: Larven von Spul- und Hakenwürmern

Magen: Spulwürmer, Eier und Larven des Schweinebandwurms

Zwölffingerdarm: Haken- und Fadenwürmer, Strongyloiden (spezielle Fadenwürmer) und deren Larven

Dünndarm: Spulwürmer, Fisch-, Rinder und Schweinebandwürmer, im unteren Drittel Zwergbandwürmer, im oberen Teil Ankylostomiden (spezielle Hakenwürmer), im unteren Teil Peitschenwurmlarven, Strongyloiden (im oberen Teil), Trichinen und Lamblien

Blinddarm: Peitschen- und geschlechtsreife Spulwürmer

Dickdarm: Madenwürmer, Strongyloiden, Peitschenwürmer (geschlechtsreife Würmer und Larven)

Enddarm: Madenwürmer

After: Eier vom Madenwurm; durch den Darmausgang werden Würmer, ihre Eier und Trichomonaden und Lamblien ausgeschieden

Leber: Spulwürmer, Larven des Leberegels und Hundebandwurms, Lamblien

Nieren, Knochen: Larven vom Hundebandwurm

Bronchien: Larven von Spulwürmern und Ankylostomiden

Lungen: Larven von Ankylostomiden und vom Hundebandwurm

Das Herz: Larven vom Spulwurm und vom Schweinebandwurm.

Rückenmark und Gehirn: Larven des Schweine- und Hundebandwurms

Blutkreislauf: Larven von Trichinen, von Strongyloiden und vom Schweinebandwurm

Lymphe: Larven von Trichinen und vom Schweinebandwurm

Muskeln: Larven von Trichinen und vom Schweinebandwurm (in den Skelettmuskeln)
Haut, Unterhaut, Augen: Schweinebandwurmlarven

Ich habe nicht alle Parasiten des Verdauungstrakts aufgelistet. Zum Beispiel fehlen die allgegenwärtigen, gefährlichen Darm-Trichomonaden, die in jedem beliebigen Organ eine bösartige Geschwulst bilden können.

Auf die richtige Ernährung achten
Die Ernährung sollte Ihnen im Prinzip immer, insbesondere jedoch in der Zeit vor und nach der Reinigung am Herzen liegen, um ausreichend gestärkt in die lange Prozedur der Säuberung zu gehen. Der Körper sollte vor allem mit natürlichen Vitaminen, Mineralstoffen und Spurenelementen angereichert werden. Während des Säuberns von End- bzw. Dickdarm ist es empfehlenswert, sich nach den Prinzipien der Trennkost zu ernähren (siehe Kapitel 2/„Gesunde Ernährung – das A und O"). Widmen Sie sich dem Dünndarm, achten Sie darauf, dass Sie leicht verdauliche Kohlenhydrate zu sich nehmen – dadurch werden die Köpfe der Bandwürmer maximal entblößt und sind für die reinigenden Mittel gut erreichbar.

Die Giftkonzentration verringern
Menschen, die sehr krank sind und deren Körper mit schädlichen Stoffen belastet sind, müssen vor der Reinigung zunächst die Giftkonzentration in ihrem Organismus verringern. Dies geschieht durch die tägliche Mundspülung mit Öl, das Trinken von Getreidebrühen über einen längeren Zeitraum und das abwechselnde Trinken von Aufgüssen aus Tannen-, Fichten- oder Kiefernadeln, aus Bergminze oder sonstigen Heilkräutern.

Die Verdauung sanft regulieren
Wenn Sie Ihren Darm das erste Mal reinigen, an Verdauungsstörungen oder an einer Störung des bakteriellen Gleichgewichts (Dysbakteriose) leiden, sollten Sie nicht gleich mit Zwei-Liter-Einläufen beginnen, sondern den Darm wie in Kapitel 2/„Sanfte Darmreinigung mit Getreide-Extrakten" und 3/„Die Voraussetzung für eine

erfolgreiche Darmreinigung: Regulieren Sie Ihre Verdauung“ beschrieben zunächst sanft reinigen. Erst wenn die Verdauungsfunktion wiederhergestellt ist, kann zur eigentlichen Reinigung übergegangen werden.

Menschen mit Verstopfungen müssen diese vor Reinigungsbeginn unbedingt beheben, indem sie folgende Anwendungen täglich machen – und zwar auch dann noch, wenn die Beschwerden verschwunden sind:

- Bauchmassage vor dem Aufstehen, insbesondere im Bereich um den Nabel und links diagonal zur Leiste, wo sich der S-förmige Teil des Grimmdarms (Teil des Enddarms) befindet – dort staut sich der Stuhl;
- Öllutschen auf nüchternen Magen;
- Trinken von abgekochtem, lauwarmem Wasser (ein Glas) am Morgen und reichliches Trinken im Laufe des Tages.

Darüber hinaus gibt es spezielle pflanzliche Mittel, die einer Verstopfung entgegenwirken. Einige davon habe ich in Kapitel 3/„Die Voraussetzung für eine erfolgreiche Darmreinigung: Regulieren Sie Ihre Verdauung“ vorgestellt.

Empfehlungen: die Reinigung Schritt für Schritt

Jeder kann sich einen eigenen Reinigungsplan zusammenstellen – im Idealfall geschieht dies mit entsprechender fachlicher Hilfe. Die dabei angewendeten Methoden hängen vom jeweiligen Gesundheitszustand ab und davon, welche Parasiten den Körper vorwiegend und in welcher Menge besiedeln. Um zu erfahren, mit welchen Eindringlingen Sie es zu tun haben, sollten Sie sich vorab einer Untersuchung oder wenigstens einer Selbstanalyse unterziehen, die Sie aufgrund ihrer Symptome (Gewichtszunahme, Körperbau etc.) vornehmen.
Bei den folgenden Anwendungen handelt es sich um Empfehlungen, die variabel ausgeführt werden können. Die Reihenfolge der Anwendungen sollte allerdings unbedingt befolgt werden (zu den genauen Rezepturen und Anwendungsformen: siehe Kapitel 3/„Der Kampf gegen Würmer“, „Mittel gegen Lamblien“):

1. Enddarmreinigung
Der Enddarm muss von den dort lebenden Parasiten, vor allem von Madenwürmern, befreit werden. Dafür eignen sich zum Beispiel 200-Milliliter-Einläufe mit Apfelessig und Knoblauch. Die Klistiere werden jeweils morgens auf nüchternen Magen oder abends vor dem Schlafengehen gegeben und fünf bis zehn Minuten gehalten. Sie haben eine schwach abführende Wirkung. Die saure Lösung bewirkt einen stärkeren Flüssigkeitsstrom aus den Darmwänden in das Darminnere und damit wellenartige Kontraktionen der Darmwandmuskulatur, sodass der Inhalt schließlich ausgeschieden wird. Auf diese Weise befreit sich auch der Dickdarm von Kot und kann Zwei-Liter-Reinigungslösungen (siehe unten) aufnehmen. Die Anwendungsdauer für die Enddarmreinigung mit Essig-Knoblauch-Einläufen beträgt mindestens zwei Wochen.

2. Dickdarmreinigung
Nach dem Enddarm kommt die Reinigung des Dickdarms von Würmern an die Reihe. Mit anderen Worten: Das kleine 200-Milliliter-Klistier muss dem Irrigator weichen, mit dem täglich ein großer Zwei-Liter-Einlauf zur Darmreinigung gemacht wird. Hier-

zu werden abwechselnd Tees aus antiparasitär wirkendem Schöllkraut, Rainfarn oder Wermut verwendet. Nach dem Einlauf sollten Frauen ihre Scheide und Harnröhre mit diesen antiparasitären Tees – allerdings ohne Salzugabe – duschen bzw. besprühen. Männer verfahren mit ihren Genitalien nach Möglichkeit ebenso. Die Dickdarmreinigung dauert insgesamt 10 bis 15 Tage.
Variante: Die Russin Nadeshda Semjonowa empfiehlt zur gründlichen Entwurmung geschälte Kürbiskerne (zirka 300 Gramm). Sie sollten innerhalb von einer Stunde verzehrt werden. Nach zwei bis vier Stunden wird ein Abführsalz (Magnesiumsulfat) genommen und weitere 30 bis 60 Minuten später folgt ein Einlauf mit antiparasitären Kräutern wie Wermut, Schöllkraut oder Rainfarn.

Während der Dickdarmreinigung mit antiparasitären Kräutern ist es empfehlenswert, drei- bis viermal täglich je einen Esslöffel Rainfarn- oder Schöllkraut-Aufguss einzunehmen (Zubereitung: einen Esslöffel trockenes Kraut in einen Becher mit kochendem Wasser geben). Die Reinigung wird zudem unterstützt, indem Sie in dieser Zeit einen drittel bis einen halben Teelöffel mit fein gehacktem Wermut einmal täglich vor dem Abendessen und die gleiche Dosis Nelken dreimal täglich jeweils vor den Mahlzeiten essen.

3. Dünndarmreinigung

Die Darmreinigung endet mit der Säuberung des Dünndarms von Parasiten, vor allem von Bandwürmern. Im Dünndarm wird unsere Nahrung verdaut und deren Bestandteile (Kohlenhydrate, Eiweiße, Fette, Vitamine etc.) gelangen von dort aus ins Blut und in die Lymphe. In dem mehr als sechs Meter langen Darmabschnitt leben zahlreiche Würmer, darunter meterlange Exemplare und kleine Zwergbandwürmer, Spulwürmer und Trichinen. Sie holen sich die „Sahnestückchen“ aus der Nahrung und geben giftige Substanzen ab, die zum Teil in das Blut und die Lymphe gelangen. Eine Säuberung des Dünndarms ist deswegen ein Muss.

Zwei Tage vor der Dünndarmreinigung wird die Ernährung auf eine Diät mit leicht verdaulicher, kohlenhydratreicher Kost umgestellt, damit die Köpfe der Würmer für die Wirkung der reinigenden

Mittel zugänglich werden. Essen dürfen Sie zum Beispiel mit Zucker bestreutes Weiß- oder Toastbrot, dazu heißes, gekochtes Wasser (keinen Schwarztee!), süßen Reisbrei mit Wasser zubereitet, Grießbrei mit Zucker, Kartoffelbrei ohne Butter, eine vegetarische Reissuppe mit Kartoffeln ohne Zusatz von scharfen Gewürzen, hefefreies Gebäck etc. Die Diät sollte bis zum Ende der Reinigung durchgehalten werden. Auf den Verzehr von tierischen Fetten und Eiweißen sollten Sie in dieser Zeit verzichten.

Im Zuge der Dünndarmreinigung werden die Würmer zwar aus dem Verdauungstrakt vertrieben, dürfen aber nicht abgetötet werden, da sie dann den Körper mit ihren Giftstoffen überschwemmen und zu sehr belasten würden. Deswegen werden die Parasiten zunächst in einen Rauschzustand versetzt. Dann werden spezielle Mittel, welche die Darmperistaltik anregen, gegeben – dadurch werden die Würmer ausgespült. Das ist am besten nachts realisierbar, wenn die Parasiten zur Nahrungsaufnahme aus allen Nebenräumen in den Darm wandern.
Eine Möglichkeit der Dünndarmreinigung besteht in der Anwendung von Cognac (siehe hierzu auch Kapitel 1/„Eine traurige Geschichte: Falsche Diagnosen führen zum Tod“): Dabei wird um 2 Uhr früh eine Mischung aus fünf bis sechs Esslöffeln Cognac guter Qualität, vier Esslöffeln kräftig angebrühtem Schwarztee und drei bis vier Esslöffeln Zucker getrunken. Nach 30 Minuten wird Rizinusöl (30 bis 40 Milliliter) eingenommen, das zuvor im Wasserbad erwärmt wurde. Das Öl wird mit ein paar Schlucken heißem Wasser nachgespült.
Ich selbst habe die Dünndarmreinigung mit Cognac ausprobiert. Dabei bin ich nach folgendem Schema vorgegangen:
• Am zweiten Tag der kohlenhydratreichen Diät sollte das Abendessen aus einem Grieß- oder Reisbrei bestehen, der mit Wasser und Zucker zubereitet wurde. Er wird spätestens um 17.30 Uhr gegessen. Danach darf nur noch Zuckerwasser getrunken werden – falls der Hunger unerträglich wird.
• Bis spätestens 21 Uhr (etwa drei Stunden nach der letzten Mahlzeit) wird eine abführende Salzlösung eingenommen – diese besteht

je nach Körpergewicht und -größe aus 20, 25 oder 30 Gramm Magnesiumsulfat, verdünnt mit einem drittel Glas abgekochtem Wasser (Richtwert: bis 60 Kilogramm Gewicht und 160 Zentimeter Größe sind 20 Gramm Magnesiumsulfat ausreichend). Durch das Abführmittel wird der Darm frei für die Nacht. Außerdem entblößen sich die Köpfe der Bandwürmer und sind so erreichbar für den betäubenden Cognac.

- Um 22 Uhr wird ein körperwarmer Zwei-Liter-Reinigungseinlauf gelegt, der aus einem oder zwei Esslöffeln Apfelessig, eineinhalb Esslöffeln Kochsalz und zwei Liter abgekochtem Wasser hergestellt wird. Die Reinigungslösung wird mit Hilfe des Irrigators eingeführt (siehe Kastentext „Legen eines Einlaufs“).
- 30 bis 40 Minuten später sollte man ins Bett gehen und den Wecker auf 1.50 Uhr stellen.
- Gegen 2 Uhr nachts aufstehen und eine Mischung aus vier bis sechs Esslöffeln gutem Cognac (je nach Körpergewicht und -größe), vier Esslöffeln kräftig angebrühtem Schwarztee (sechs Minuten ziehen lassen) und drei bis vier Esslöffeln Zucker im Bett schluckweise trinken. Der Alkohol, gesüßt mit Zucker, versetzt die Würmer in einen Rausch, sodass sie sich von den Darmwänden lösen und mit Hilfe des anschließend eingenommenen Abführmittels leicht aus dem Darm ausspülen lassen.
- 30 Minuten später wird ein schnell wirkendes Abführmittel wie Rizinusöl eingenommen. Durch die abführenden Mittel am Abend und in der Nacht wird sich der Darm morgens mehrmals entleeren.
- Ist am Tag nach der nächtlichen Reinigung ein Juckreiz um den After herum zu spüren, wird sofort ein Knoblauchklistier aus 150 Millilitern gegen Madenwürmer gelegt. Die Lösung wird fünf bis zehn Minuten lang im Darm gehalten, dann ausgeschieden.
- Das nächtliche Trinken der Cognac-Zucker-Schwarztee-Mischung und die darauf folgende Einnahme eines Abführmittels sollte drei Nächte wiederholt werden.

Legen eines Zwei-Liter-Einlaufs für die Dünndarmreinigung
Bei der Dünndarmreinigung wird der Einlauf mit dem Irrigator auf folgende Weise gelegt:

- Der Kunststoffaufsatz des Irrigatorschlauchs wird entfernt und die scharfen Schlauchränder werden durch Schmelzen geglättet.
- Der mit der Reinigungslösung gefüllte Becher wird aufgehängt – beispielsweise an der Türklinke im Bad – und mit einem Band befestigt.
- Im Bad ist ein kleiner Teppich oder Läufer senkrecht zur Tür ausgelegt. Er wird zumindest teilweise mit Folie abgedeckt, darüber kommt eine Schicht Papier oder gut waschbarer Stoff.
- Nun wird der Schlauch in die Hand genommen (über die Höhe des Bechers halten!) und das 30 Zentimeter lange Schlussstück des Schlauchs mit warmem Wasser abgespült – das Ende wird eingeseift. Anschließend den Schlauch zweimal knicken, damit beim Absenken unter die Becherhöhe keine Flüssigkeit heraustropft.
- In leichter Hocke (damit die Gesäßhälften auseinandergehen und der After sich weitet) werden 10 bis 15 Zentimeter des Schlauchs in den Mastdarm eingeführt. Jetzt wird der Knick gelöst, da das Wasser nicht mehr entkommen kann. Der Schlauch sollte allerdings festgehalten werden, damit er nicht aus dem After herausfällt. Man setzt sich nun vorsichtig auf den Teppich und kippt so in die Rückenlage, dass die Beine im Winkel an die Tür gestützt werden können.
- Zunächst kann man in der Rückenlage bleiben. Dann empfiehlt es sich, eine „Kerze“ zu machen: Das ist eine Position, bei der der Kopf und der obere Teil des Rückens auf dem Boden liegen – der untere und mittlere Teil des Rückens sowie die Beine werden fast senkrecht in die Luft gestreckt. Dabei können die Beine an der Tür abgestützt werden. Die Lösung fließt besser nach innen, wenn dabei mit dem Fuß „Rad gefahren“ wird. Hat sich das Volumen der Einlauflösung stark verringert und der Abfluss verlangsamt, kann dieser mittels Ausstreichen aus dem Becher wieder beschleunigt werden. Dabei wird die Becherwand vorsichtig mit der Fußsohle von oben abwärts „gestreichelt“.

- Ist die gesamte Flüssigkeitsmenge im Darm, wird sie zwei bis drei Minuten lang gehalten. In dieser Zeit kann der Dickdarm auf verschiedene Weise gespült werden: entweder durch Kreisen mit den Beinen (abwechselnd links und rechts) oder durch Hüftbewegungen nach links und rechts in der „Kerze“ oder durch Atmung mit dem Zwerchfell (tief durch die Nase ein- und ausatmen, die Luft anhalten und den Bauch auf und ab bewegen) in Seitenlage (erst links, dann rechts).
- Danach in der Rückenlage das Schlauchende einmal knicken, ohne es aus dem After zu ziehen, und aufstehen. Auf die Toilette setzen und den Schlauch herausnehmen. Die restliche Menge der Lösung wird in den Abfluss gespült. Zugleich beginnt der Darm, sich von der Flüssigkeit zu befreien.
- Nach dem Aufstehen vom WC den Schlauch gründlich säubern und den Becher mit einer Sodalösung ausspülen. Danach kann man sich der restlichen Lösung entledigen, die in tiefere Darmbereiche gelangt ist – dieser Vorgang wird durch eine Zwerchfellatmung unterstützt.

4. Ernährung und Hygiene danach

Wegen der eintönigen Ernährung während der Dünndarmreinigung müssen dem Körper anschließend viele Vitamine, Mineralstoffe und Spurenelemente zugeführt werden. Um die Besiedelung des Darms mit „gesunden“, von Natur aus in ihm vorkommenden Bakterien zu fördern, ist es ratsam, zunächst viel Biokefir mit einem Fettgehalt von 2,5 bis 3,2 Prozent zu essen. Vor allem für Abnehmwillige lautet meine Empfehlung zum Abendessen: Hirsebrei auf Wasserbasis. Er ist deswegen so nützlich, weil er zur Verdauung Fett benötigt, das im Brei selbst nicht enthalten ist und daher aus den körpereigenen Depots entnommen werden muss. Zum Essen von Hirsebrei überzugehen, macht erst nach Abschluss der Darmreinigung Sinn, weil die Anlagerung von Fett eine Abwehrreaktion des Körpers auf Würmer ist – in den Fetten werden die Gifte der Helminthen deponiert (siehe Kapitel 1/„Fischbandwurm“). Erst wenn die Würmer keine schädlichen Substanzen mehr produzieren, wird unser Organismus die Fette tatsächlich abbauen.

Nachdem die Darmfunktion sich dank Kefir und Brei wieder normalisiert hat, sollte der Körper auf eine ausgewogene Ernährung umgestellt werden. Dabei ist darauf zu achten, dass das Abendessen nicht kurz vor dem Schlafengehen verspeist wird. Solch späte Mahlzeiten, insbesondere wenn sie kohlenhydratreich sind, stellen für die Darmparasiten in den Nachtstunden einen willkommenen Festschmaus dar. Vor diesem Hintergrund ist es auch sinnvoll, den Darm nicht schon morgens, sondern erst abends mit Hilfe von Einläufen zu reinigen. Kommen die Würmer dann nachts überall aus dem Körper zur Nahrungsaufnahme in den Darm gekrochen, gehen sie leer aus.
Neben der Ernährung spielt die Hygiene eine entscheidende Rolle für eine dauerhafte Befreiung von Parasiten: Das tägliche Wechseln der Unterwäsche ist beispielsweise Pflicht. Zu vermeiden ist auch eine wiederholte Ansteckung: sei es über Geschlechtspartner, über unsaubere Hände (vor dem Essen und der Nahrungszubereitung immer die Hände mit sauberem Wasser und Seife waschen), nicht thermisch behandeltes Fleisch oder rohen Fisch und unzureichend gereinigte Gemüse oder Kräuter. Fehlende Hygiene in Küche und Bad stellen ebenso eine Gefahr der Ansteckung dar wie Haustiere – letztere vor allem dann, wenn Sie gemeinsam mit kleinen Kindern in der Wohnung leben.

Eine geregelte Verdauung und ein geringerer Appetit sind die ersten spürbaren Merkmale dafür, dass die Reinigung des Darms erfolgreich verlaufen ist. Es ist zugleich die Voraussetzung, um mit der Säuberung anderer Organe wie der Leber und der Gallenblase etc. zu beginnen. Das Säubern dieser Organe ist deswegen so wichtig, weil Parasiten, die in der Leber, der Galle oder den Nieren sitzen und die Darmreinigung überlebt haben, zu einem erneuten Befall des Darms führen können. Lediglich eine intensive Reinigung des gesamten Körpers bietet die Gewähr, Parasiten dauerhaft loszuwerden und sich auf diese Weise von unheilbaren Erkrankungen befreien zu können.

Zweifelsfrei ist der Kampf gegen Würmer eine komplizierte und langwierige Angelegenheit, die viel Willenskraft und Geduld erfordert. Das muss jedem bewusst sein, der sich ernsthaft vornimmt, den eigenen Körper zu sanieren, um bis ins hohe Alter gesund, rüstig und in Würde leben zu können.

Kapitel 4
Reinigung der Leber und der Gallenblase

Es ist allseits bekannt, dass wir, solange wir jung und voller Lebensenergie sind, glauben, dieser Zustand würde sich nie ändern. Und das, obwohl wir in unserer unmittelbaren Umgebung anschauliche Gegenbeispiele haben: kranke Eltern und alte, gebrechliche Großeltern sowie Nachbarn und Freunde, die bereits in jungen Jahren sterben. Aber tatkräftige Menschen im ersten Lebensdrittel denken darüber meist nicht nach. Sie kümmern sich nicht um ihre Gesundheit, sondern beschäftigen sich mit allen möglichen interessanten Dingen dieser Welt, treiben überdies Raubbau am eigenen Körper und beschleunigen so ihren eigenen Verfall. Bedauerlicherweise ahnen sie zunächst nicht, dass die Entwicklung von Krankheiten in ihrem Körper längst begonnen hat. Erst wenn der Organismus krank ist und dies spürbar kund tut, beginnen sie, sich um ihre Gesundheit zu sorgen – und dann kann der Kampf fast verloren sein.

Meist ist es der Darm, Eingangspforte für zahlreiche Krankheitserreger, der die ersten Signale sendet: „Hier stimmt etwas nicht." Um es nicht zu weit kommen zu lassen, müssen wir uns also zunächst dem Darm widmen, bevor wir uns anderen Organen zuwenden. Eine Form der Vorsorge, nämlich die Darmtätigkeit zu regulieren, haben Sie bereits in Kapitel 3/„Die Voraussetzung für eine erfolgreiche Reinigung: Regulieren Sie Ihre Verdauung" kennen gelernt. Und auch auf die Tatsache, dass es wichtig ist, den Darm regelmäßig von Parasiten zu befreien und sich dann erst anderen Organen zu widmen, habe ich bereits in Kapitel 3 ausreichend hingewiesen.

Nun nehmen wir an, dass Sie Ihren Magen-Darm-Trakt von Parasiten gesäubert haben und Ihre Verdauung normal funktioniert, sodass sich Ihr Darm an der Entschlackung anderer, noch nicht gereinigter Organe in Ihrem Körper beteiligen kann. Jetzt ist der Moment gekommen, um sich der Reinigung der Leber zu widmen, des sehr komplexen biochemischen Labors und Hauptentgiftungsorgans in unserem Organismus. Die Methode der Leberreinigung mit Olivenöl und Zitronensaft, die ich weiter unten vorstelle, ist nicht kompliziert. Das Wichtigste ist, sich dafür zu entscheiden und sich darauf einzustellen. Da die Gallenblase die von der Leber produzierte Galle speichert und eindickt, wird die Reinigung dieses Organs hier ebenfalls behandelt.

Symptome von Lebererkrankungen

Viele Menschen gehen davon aus, dass die Leber gesund ist, wenn sie keine Schmerzen bereitet. Leider ist dies nicht der Fall. Lebererkrankungen entwickeln sich unbemerkt – auch solche, die auf eine Ansteckung mit Parasiten zurückzuführen sind. Werden die Leiden in einem fortgeschrittenen Stadium schließlich sicht- bzw. spürbar, gestaltet sich die Behandlung äußerst problematisch. Deswegen ist es notwendig, eine Lebererkrankung so früh wie möglich zu therapieren.

Zwar zeigt uns die Leber selbst nicht an, wie es um ihre Gesundheit bestellt ist, dafür senden aber andere Organe Signale aus. Beispielsweise deutet eine unelastische, an eine Orangenschale erinnernde Haut, die zudem weißliche Flecken aufweist und sich von der Hand bis zum Ellenbogen erstreckt, auf Leberprobleme hin. Außerdem lässt sich aus typischen Symptomen, die bei einem Befall mit dem Katzenleberegel auftreten (siehe Kapitel 2), auf das Vorhandensein dieses Parasiten schließen, der insbesondere die Leber besiedelt. Auch folgende Beschwerden können ein Indiz für eine Lebererkrankung sein, wie W. Lobodin in seinem Buch „Der Weg zur Einheit“, Band 1, beschreibt: erhöhte Reizbarkeit, Wutausbrüche, Kopfschmerzen, hoher Blutdruck, Angina pectoris, Impotenz, Störungen im Monatszyklus, Schmerzen in den Hüften, Kniegelenken, im Kreuz und in den Geschlechtsorganen, erschwertes Harnlassen, zitternde Hände, gelbe Augäpfel, blasse Haut, Gefühl der Hilflosigkeit und Unentschlossenheit, Depressionen, Angst, Schwindel, Muskelschwäche, Koordinations- und Verdauungsstörungen sowie Übelkeit.

Leberkranke haben ferner kalte Hände und Füße. Zudem werden bei ihnen Krämpfe in der Finger- bzw. Wadenmuskulatur beobachtet. Als vorwiegend leberbedingte Symptome gelten außerdem: Appetitmangel, Gewichtsverlust, Schlafstörungen sowie Müdigkeit nach dem Aufwachen unabhängig von der Schlafdauer. Auf eine Leberentzündung können auch ein bitterer Geschmack im Mund, Brennen im Magenbereich und psychische Störungen hinweisen. All diese Symptome sind einzeln oder in Kombination zu beobachten – unabhängig davon, durch welche Parasiten oder Mikroben die Lebererkrankung verursacht wird. Treten bei Ihnen die oben beschriebenen Krankheitsanzeichen auf, ist eine Leberreinigung unbedingt angeraten.

Gibt es Risiken?

Bevor Sie eine Leberreinigung in Angriff nehmen, sollten Sie die Risiken kennen, die von ihr ausgehen können. Was ist beispielsweise zu tun, wenn Leber und Gallenblase bereits angegriffen sind und sich in ihnen größere Steine und Bilirubinmengen (Bilirubin: Abbauprodukt des roten Blutfarbstoffs) befinden? Gott bewahre, dass durch den Abgang von Steinen die schmalen Gallengänge blockiert werden! Besonders gefährlich sind die größeren Exemplare mit einem Durchmesser von mehr als zwei Zentimetern sowie kaktus- und dornförmige Steine, die ausgeprägte Auswüchse haben. Weil im Zuge der Leberreinigung Steine die Gallengänge verschließen können, ist es unbedingt notwendig, sich von einem Arzt auf Gallensteine untersuchen zu lassen, bevor mit der Säuberung begonnen wird.

Nicht ungefährlich ist die Reinigung der Leber auch für Menschen, die an einer Magenschleimhautentzündung oder an einem zu hohen oder niedrigen Säuregrad im Magen leiden. Da bei der hier beschriebenen Reinigungsmethode sehr viel säurehaltiger Apfel- bzw. Zitronensaft getrunken werden muss (siehe Kapitel „Die Reinigung beginnt“), sollte diese Personengruppe entweder ganz auf die Anwendung verzichten oder sie in Absprache mit einem Therapeuten durchführen.

Um Probleme mit dem Magen auszuschließen, sollten Sie sich vor Beginn der Leberreinigung einer Magenspiegelung oder wenigstens einem Säuretest unterziehen. Dafür bietet sich beispielsweise die Imedis-Methode an.

Die Leberreinigung ist nicht für jeden geeignet!

Weil bei der Leberreinigung ernsthafte gesundheitliche Probleme auftreten können, ist es erforderlich, die Anwendung stationär unter ärztlicher Aufsicht durchzuführen. Nur ein erfahrener Therapeut kann die mit einer Reinigung verbundenen Risiken richtig einschätzen.

Sollten Sie sich dennoch für die Säuberung der Leber ohne therapeutische Hilfe entscheiden, berücksichtigen Sie, dass die Reinigung bei folgenden Personen strikt untersagt ist:

- Menschen, die sich keiner gründlichen Reinigung des Magen-Darm-Trakts unterzogen haben;
- Schwangere und Stillende;
- Frauen während bzw. eine Woche vor und nach der Menstruation;
- Menschen, die sich abgeschlagen fühlen, apathisch und gleichgültig gegenüber allem sind (einschließlich gegenüber der eigenen Gesundheit – daher fehlt die richtige Einstellung zur Reinigung);
- Personen, die die Reinigung zu Hause nicht korrekt und in Ruhe ausführen können oder nicht vom Erfolg der Anwendungen überzeugt sind.

Für Menschen, die an folgenden Krankheiten bzw. Symptomen leiden, ist eine Reinigung der Leber ohne ärztliche Kontrolle ebenfalls verboten: Krebs; offenes Magen- oder Zwölffingerdarmgeschwür; akute Gallenblasenentzündung oder Gallensteinkrankheit; schwere Infektionskrankheiten wie Hepatitis B, Typhus, Hirnhautentzündung, Tuberkulose oder Diphtherie; akute Form der hyperaziden Gastritis (Magenschleimhautentzündung mit einem erhöhten Magensäuregehalt einhergehend), die sich beispielsweise in einer Dysbakteriose (Bakterienfehlbesiedlung) oder Leberzirrhose manifestiert; akute Erkrankungen mit hohem Fieber oder starken Schmerzen; akuter Schub einer chronischen Krankheit, der sich durch Schmerzen, Fieber und Herz-Kreislauf-Störungen bemerkbar macht; Grippe oder sonstige Infekte, die mit hohem Fieber, hoher Blutkörperchen-Senkungsgeschwindigkeit oder Verdauungsstörungen verbunden sind.

Auf die richtige Vorbereitung kommt es an

Um die aufwändige Leberreinigung effektiv durchführen zu können, müssen Sie sich intensiv darauf vorbereiten. Zunächst dürfen insbesondere Menschen, deren Leber angegriffen, mit großen Steinen verstopft oder krankheitsbedingt geschrumpft ist, ihr Entgiftungsorgan Nummer eins nicht noch durch Anwendungen mittels Öl und Zitrusfrüchten, wie sie für die eigentliche Leberreinigung benötigt werden, zusätzlich belasten. Der erste Weg führt deswegen wie bereits erwähnt zunächst zum Arzt. Sind Bilirubin- und Gallensteine vorhanden, werden diese mit Unterstützung eines erfahrenen Therapeuten aufgelöst. Dazu eignen sich pflanzliche Mittel, die helfen die Steine zu entmineralisieren, also auflösen, und die die gallentreibende Funktion der Leber unterstützen. Einige Rezepturen für solche entmineralisierenden und gallentreibenden Mittel stelle ich weiter unten in diesem Kapitel vor.

Ein weiterer Vorbereitungsschritt besteht darin, die Mundhöhle und alle Darmbereiche zu reinigen (siehe Kapitel 2 und 3). Mit ihm muss rechtzeitig vor der Leberreinigung begonnen werden, da sich das Verdauungssystem nicht von heute auf morgen von seinen Parasiten befreien lässt – für die Darmreinigung eignen sich am besten die Monate Januar und Februar.

Zur Vorbereitung auf die Leberreinigung gehören auch warme Bäder sowie bestimmte Regeln bezüglich des Essens und Trinkens. Mit diesen Maßnahmen sollte mindestens eine Woche vor der Hauptreinigungsphase begonnen werden:

• Anwendung von Heilkräutertees, die speziell bei Lebererkrankungen empfohlen werden und gallentreibend sind. Gallentreibende Kräutertees fördern die Bereitschaft der Gallenblase, sich zusammenzuziehen und unterstützen die Gallengänge dabei, sich maximal zu öffnen. Auf diese Weise helfen sie beim Ausscheiden der Galle aus dem Organismus und dem Vorschieben von Steinen. Besonders schwache Menschen sollten lange vor Beginn der Leberreinigung mit dem Trinken solcher Kräutertees beginnen.

• Die Ernährung sollte nach dem Trennkostprinzip (siehe Kapitel 2/„Gesunde Ernährung – das A und O“) erfolgen und vorwiegend vegetarisch sein. Trinken Sie möglichst viel frisch zubereiteten Möhren-Rote-Rüben- und Apfelsaft (aus leicht säuerlichen Sorten hergestellt). Essen Sie viele Salate mit Eigelb. Letzteres fördert die Absonderung von Galle. Hilfreich ist außerdem, regelmäßig gesunde Tierleber auf Dampf zubereitet zu verzehren.
• Verwenden Sie reichlich Olivenöl bei der Zubereitung von Mahlzeiten, denn das Öl stimuliert die Gallenabsonderung. Da es wie ein leichtes Abführmittel wirkt, kann damit insbesondere der Zustand kranker Kinder verbessert werden. In der Volksmedizin wird Olivenöl sogar angewendet, um Gallensteine aus dem Körper zu befördern. Auch die regelmäßige Anwendung von Maisöl und Maishaartee ist sehr zu empfehlen.
• Eine Woche vor der Reinigung sind tägliche, warme Bäder mit Heilbadesalzen und anschließenden kalten Güssen hilfreich. Reiben Sie sich im Anschluss daran mit einem weichen Handtuch gründlich ab. Zwei bis drei Tage vor der Reinigung brauchen die warmen Bäder nicht mehr genommen zu werden.
• Zwei bis drei Tage vor Reinigungsbeginn fangen Sie mit einer Diät aus Säften sowie Kräutertees und Einläufen zur Darmspülung an (Näheres dazu siehe Kapitel 4/„Die Reinigung beginnt“).

Pflanzen, die bei der Einleitung der Reinigung helfen

Im Folgenden stelle ich Pflanzen vor, die bei der Vorbereitung auf die Leber- bzw. Gallenblasenreinigung hilfreich sein können. Jeder kann sich für die Variante entscheiden, die ihm am geeignetsten erscheint und am meisten zusagt. Im Idealfall werden diese vorbereitenden Anwendungen in enger Absprache mit einem erfahrenen Therapeuten getroffen – dieser kann aus seinem Wissensfundus schöpfen und ein genau auf den jeweiligen Menschen abgestimmtes Mittel empfehlen.

Heilkräuter gegen Lebererkrankungen und zur Auflösung von Gallensteinen

Fachleute, die sich eingehend mit Reinigungsmethoden auf natürlicher Basis befasst haben, schlagen zur schmerzfreien Auflösung von Steinen in Leber, Gallengängen und Gallenblase eine Vielzahl pflanzlicher Mittel vor – darunter die folgenden entmineralisierenden Tees und Absude. Empfehlenswert ist darüber hinaus der tägliche Verzehr von Salaten, die mit gallentreibendem Oliven- oder Sonnenblumenöl angerührt werden, sowie von Lebensmitteln wie Zitrusfrüchten und Pflaumen, die die Darmtätigkeit anregen.

Ackerschachtelhalm: Diese Pflanze ist gut geeignet, um Steine aufzulösen. Zudem weist sie harntreibende Eigenschaften auf. In der Volksmedizin werden Tees und Absude aus Ackerschachtelhalm bei Erkrankungen von Leber, Nieren und Harnblase, bei Gelbsucht und Gallensteinen angewendet. Achtung! In größeren Mengen ist Ackerschachtelhalm-Absud giftig. Deswegen wird er in einem Verhältnis von 1:10 zubereitet. Der Tee wird wie folgt hergestellt: Überbrühen Sie zwei Teelöffel zerkleinertes, trockenes Kraut mit einem Glas kochendem Wasser und lassen Sie das Ganze zwei Stunden lang ziehen. Danach abseihen.
Anwendung: Nehmen Sie gleichmäßig über den Tag verteilt zunächst drei- bis viermal, später fünf- bis sechsmal jeweils einen Esslöffel Ackerschachtelhalm-Tee ein. Dazu sollte reichlich abgekochtes Wasser getrunken werden.

Gemüsesaft: Mit Hilfe einer Saftpresse wird eine Mischung aus 300 Milliliter Möhrensaft, 100 Milliliter Gurkensaft und 100 Milliliter Rote-Bete-Saft zubereitet. Menschen, deren Magensäuregehalt niedrig oder normal ist, können zusätzlich den Saft einer Zitrone hinzufügen. Anschließend wird unter Rühren 100 Milliliter weiches, abgekochtes Wasser zu dem Saft gegossen.
Anwendung: Trinken Sie den Gemüsesaft in vier Portionen über den Tag verteilt. Eine Kur dauert sieben bis zehn Tage. Nach fünf bis sieben Tagen Pause ist eine wiederholte Anwendung empfehlenswert.

Rote Bete: Rote Bete ist bei Leber- und Nierenerkrankungen, bei Fettleibigkeit und Bluthochdruck sehr hilfreich.

Anwendung: Verzehren Sie die gesunde Knolle so oft wie möglich pur als Gemüse oder als Beigabe zu Salaten und Suppen.

Rüben: Um Steine in der Gallenblase und den Lebergängen schmerzfrei aufzulösen, eignet sich Rübensirup. Hierfür werden drei bis vier mittelgroße rote Rüben benötigt. Diese werden gründlich mit Wasser gesäubert und in Stücke geschnitten (die Enden dabei entfernen). Danach kochen Sie die Rüben mit vier Glas Wasser zunächst bei mittlerer, später bei schwacher Hitze so lange, bis die Brühe Sirupkonsistenz erreicht hat. Anschließend lassen Sie die Mischung abkühlen.
Anwendung: Nehmen Sie dreimal täglich vor dem Essen je einen halben Esslöffel Sirup, gut gemischt mit einem Teelöffel Honig, ein. Die Anwendungsdauer beträgt einen Monat oder länger – je nachdem, wie viele Steine sich in der Gallenblase und den Lebergängen angesammelt haben.

Eberesche: Vogelbeeren, Früchte der Eberesche, sind wirksam gegen Bakterien, Pilze und Trichomonaden. Zudem weisen sie harntreibende und abführende Eigenschaften auf und erhöhen den Magensäuregehalt. Heilende Effekte besitzen sie auch bei Durchfall, Ruhr und Nierenkrankheiten.
Anwendung: Verzehren Sie täglich je zwei Gläser mit frischen Waldvogelbeeren über einen Zeitraum von sechs bis acht Wochen. Zur Verfeinerung dient Honig, als Ergänzung ist Sauerteigbrot und Tee empfehlenswert. Um die gallentreibende Wirkung der Beeren zu nutzen, nehmen sie dreimal täglich jeweils 30 Minuten vor den Mahlzeiten 50 Gramm Saft oder 100 Gramm frische Beeren ein. Sie können aus den Früchten auch einen Tee zubereiten. Dazu wird ein Teelöffel Vogelbeeren fünf Minuten lang in 200 Milliliter Wasser bei mittlerer Hitze gekocht – das Ganze anschließend vier Stunden ziehen lassen und danach abseihen. Diese Tagesdosis teilen Sie in drei gleich große Portionen. Trinken Sie den Tee jeweils vor dem Essen.

Schafgarbe: Sie wird bei Lebererkrankungen empfohlen, die mit Gelbsucht einhergehen, sowie bei Entzündungen der Nieren und der Harnleiter. Schafgarbentee bereiten Sie wie folgt zu: zwei

Teelöffel zerkleinertes Kraut und Blüten mit einem Glas kochendem Wasser (200 Milliliter) aufbrühen und luftdicht abdecken. Eine Stunde ziehen lassen und durch ein Sieb abseihen.
Anwendung: Trinken Sie den Tee über den Tag verteilt in vier Portionen à 50 Milliliter.

Schwarzer Rettich: Die Rettichwurzel kann bei chronischer Hepatitis, beginnender Leberzirrhose, Entzündungen der Harnwege und bei der Gallensteinkrankheit eingesetzt werden. Sie wirkt antibakteriell sowie gallen- und harntreibend. Rettichsaft wird zubereitet, indem Sie bei einem mittelgroßen Rettich die schwarze Schale entfernen, ihn fein reiben und die Flüssigkeit auspressen.
Anwendung: Je 50 Milliliter Saft werden drei- bis viermal täglich über einen Zeitraum von zwei bis drei Wochen getrunken. Dieses Mittel sollte nicht angewendet werden bei Menschen mit Magengeschwüren, Gastritis, Gicht oder Stoffwechselkrankheiten.

Zur Steigerung der Gallenabsonderung
Folgende Kräuter regen die Gallenabsonderung an. Bitte achten Sie darauf, dass Sie die Einnahmemengen für diese Mittel nicht überschreiten.

Immortelle: Gemeint ist hier die Strohblume mit wissenschaftlichem Namen Helichrisum arenarium. Die Pflanze steigert nicht nur die Gallenabsonderung, sondern erhöht auch die Kontraktionsbereitschaft der Gallenblase und besitzt harntreibende sowie desinfizierende Eigenschaften. Sie ist außerdem hilfreich bei der Bekämpfung von Würmern, besonders von Madenwürmern, und begünstigt das Spülen von Sand und kleinen Steinen (bis zwei Millimeter Durchmesser) aus der Gallenblase. Die Immortelle sollten vorwiegend Menschen mit geringem Gehalt an Magensaftsäure und mit Lebererkrankungen, die mit einer Dickdarmentzündung einhergehen, verwenden. So bereiten Sie einen Tee aus der Pflanze zu: einen Teelöffel Immortelle mit zwei Glas kochendem Wasser aufbrühen, 15 Minuten ziehen lassen und abseihen.
Anwendung: Trinken Sie jeweils 15 Minuten vor dem Essen 50 Milliliter Immortellentee – insgesamt 15 bis 20 Tage lang.

Kümmel: Das Gewürz besitzt gallentreibende Wirkung, regt die Absonderung von Sekreten der Verdauungsdrüsen an und hemmt Gärungs- und Fäulnisprozesse, die entstehen, wenn der Säuregehalt des Magensafts gegen Null geht. Der Tee kann bei Verstopfungen hilfreich sein und ist bei Blähungen und Appetitlosigkeit zu empfehlen. Bereiten Sie ihn wie folgt zu: einen Esslöffel zerkleinerte Früchte mit einem Glas kochendem Wasser überbrühen und zugedeckt abkühlen lassen. Das Ganze anschließend durch ein doppeltes Mulltuch filtern.
Anwendung: Trinken Sie von dem Tee bis zu sechsmal am Tag je zwei bis drei Esslöffel.

Mais: Maishaar (die Griffel der weiblichen Blütenstände vom Mais) besitzt eine entzündungshemmende Wirkung und kann aus diesem Grund erfolgreich gegen Entzündungen in der Leber, den Gallengängen, der Gallenblase und den Harnwegen eingesetzt werden. Der Tee zügelt den Appetit, was die Gewichtsabnahme unterstützt. Maishaartee wird wie folgt zubereitet: einen Teelöffel fein gehackte Maisgriffel mit einem Glas kochendem Wasser überbrühen, 20 Minuten ziehen lassen und durch zwei Mullschichten filtern.
Anwendung: Nehmen Sie drei- bis viermal täglich jeweils 20 Minuten vor den Mahlzeiten zwei bis drei Esslöffel Maishaartee ein.
Variante: Geben Sie einen Esslöffel fein gehackte Maisgriffel auf 250 Milliliter Wasser, lassen Sie die Mischung drei Minuten lang kochen und anschließend zwei Stunden ziehen.
Anwendung: Trinken Sie vor jeder Mahlzeit jeweils 50 Milliliter Maishaartee.

Hagebutte: Die Früchte weisen gallentreibende, entzündungshemmende und harntreibende Eigenschaften auf. Empfehlenswert ist ihre Anwendung bei Erkrankungen der Gallenblase wie Gallenblasenentzündungen, bei Hepatitis und Magen- bzw. Zwölffingerdarmgeschwüren. Bereiten Sie Hagebuttentee folgendermaßen zu: drei Esslöffel trockene, fein gehackte Früchte mit zwei Glas kochendem Wasser übergießen, die Mischung in einem emaillierten Topf im Wasserbad zehn Minuten lang erhitzen, mindestens 30 Minuten ziehen lassen, abseihen und die Flüssigkeit in einen verschließbaren Behälter füllen.

Anwendung: Trinken Sie dreimal täglich nach dem Essen jeweils 70 bis 100 Milliliter Hagebuttentee.

Pfefferminze: Das Kraut der Pfefferminze wird bei Lebererkrankungen angewendet. Es fördert die Absonderung von Galle und der Drüsen im Verdauungstrakt und hilft, die Galle und die Gallengänge von Bakterien zu befreien. Pfefferminztee wird zubereitet, indem ein Esslöffel zerkleinertes Kraut mit einem Glas kochendem Wasser überbrüht wird. Die Mischung muss 15 Minuten bei schwacher Hitze kochen und 45 Minuten bei Zimmertemperatur abkühlen. Danach abseihen.
Anwendung: Trinken Sie zwei- bis dreimal täglich 15 Minuten vor dem Essen je 70 bis 100 Milliliter warmen Tee.

Variante: Pfefferminzaufguss stellen Sie her, indem Sie einen Esslöffel zerkleinerte Blätter mit 500 Milliliter kochendem Wasser aufbrühen. Decken Sie das Ganze zu und lassen Sie es zwei Stunden stehen. Danach abseihen.
Anwendung: Trinken Sie drei- bis viermal täglich je 30 bis 50 Milliliter Aufguss.

Ringelblume: Die Blüten haben eine harntreibende, Bakterien abtötende, entzündungs- und geschwürhemmende Wirkung. Einen Aufguss bereiten Sie wie folgt zu: zwei Teelöffel zerkleinerte Blüten mit zwei Glas kochendem Wasser aufbrühen. In einem Einmachglas oder einem anderen Gefäß, das dicht verschlossen ist, muss die Mischung eine Stunde lang an einem warmen Ort ziehen. Danach abseihen.
Anwendung: Trinken Sie viermal täglich jeweils 20 bis 30 Minuten vor dem Essen etwa 50 Milliliter Ringelblumentee.
Zu den gallentreibenden Kräutertees gehören auch Absude aus Leinkraut (15 Gramm getrocknetes Kraut mit einem Liter kochendem Wasser mischen, abseihen und viermal täglich einen Teelöffel einnehmen), Bergminze (drei bis vier Teelöffel zerkleinertes Kraut mit einem Glas kochendem Wasser übergießen, abseihen und drei- bis viermal täglich je 30 Milliliter trinken) und Schöllkraut (einen Esslöffel trockenes Kraut mit einem halben Liter kochendem Was-

ser übergießen, eine Stunde lang ziehen lassen, abseihen und drei- bis viermal täglich je 50 Milliliter Tee trinken).

Speziell gegen Lebererkrankungen
Folgende Heilkräuter sind bei Lebererkrankungen sehr hilfreich.

Aroma-Dill stimuliert die Verdauung und wird bei Lebererkrankungen, Blasenentzündungen und hohem Blutdruck angewendet. Eine Tagesdosis Tee wird wie folgt zubereitet: einen Esslöffel zerdrückte Samen mit einem Glas kochendem Wasser übergießen, zehn Minuten ziehen lassen und abseihen.
Anwendung: Trinken Sie den Tee schluckweise. Er sollte mindestens drei Wochen lang eingenommen werden.

Löwenzahn wird in der Volksmedizin gegen Leber- und Gallenblasenerkrankungen eingesetzt. Ebenfalls hilfreich ist die Pflanze bei einem niedrigen Säuregehalt im Magen, Verstopfungen und Fettleibigkeit. Um Löwenzahntee zuzubereiten, übergießen Sie zwei Teelöffel zerkleinerten trockenen Wurzelstock oder fein gehackte Blätter mit einem Glas kaltem Wasser und lassen das Ganze acht Stunden stehen. Anschließend wird die Mischung fünf bis acht Minuten lang gekocht und durch ein Teesieb gefiltert.
Anwendung: Trinken Sie den Tee im Laufe des Tages schluckweise. Eine regelmäßige Anwendung ist empfehlenswert.

Neben Tees und Säften empfehlen Heilpraktiker folgende Heilmittel gegen Lebererkrankungen:

Weizenkeime und Co.: 100 Gramm Weizenkeime unter warmem, fließendem Wasser abspülen und mit heißem, abgekochtem Wasser abschrecken. Nach dem Trocknen mahlen und je 100 Gramm geriebene rote Rüben, Möhren und Aprikosen hinzufügen (anstelle frischer Aprikosen können fein geschnittene Trockenfrüchte verwendet werden, die zuvor im Wasser eingeweicht wurden). Anschließend werden 50 Gramm zerdrückte Moosbeeren, der Saft einer Zitrone und zwei Teelöffel Honig unter die Mischung gerührt.

Die für diese Rezeptur benötigten Weizenkeime werden wie folgt hergestellt: In ein 0,5-Liter-Glas werden 100 Gramm Weizenkörner aus biologischem Anbau gefüllt und mit Wasser (Zimmertemperatur) gewaschen. Danach etwas wärmeres Wasser in das Glas füllen (das Verhältnis Weizen zu Wasser sollte etwa 1:2 oder 1:3 betragen). Das Glas wird nun dicht verschlossen an einen warmen Platz gestellt. Am nächsten Tag das Wasser abgießen und das Glas mit den Körnern erneut 24 Stunden lang an einem warmen Ort stehen lassen. Die Weizenkeimlinge werden dann gewaschen, getrocknet und können verzehrt werden.
Anwendung: Es ist empfehlenswert, an einem Tag pro Woche eine Diät mit der Mischung aus Weizenkeimen, Früchten und Honig zu machen, und zwar über einen Zeitraum von sechs bis acht Wochen.

Mumijo: Diese Heilerde aus Asien enthält viele Spurenelemente, Enzyme und Vitamine. Sie weist entzündungshemmende und harntreibende Eigenschaften auf. So bereiten sie eine Mumijo-Lösung vor: Mischen Sie ein Gramm Heilerde mit 100 Milliliter warmem, abgekochtem Wasser, bis sich die Erde aufgelöst hat. Das Wasser darf nicht über 37 °C warm sein, sonst verlieren die Mumijo-Inhaltsstoffe ihre heilsame Wirkung.
Anwendung: Nehmen Sie je einen Esslöffel Mumijo-Lösung dreimal täglich 15 bis 20 Minuten vor dem Essen ein. Trinken Sie dazu ein Glas Wasser.

Schwarze Johannisbeere: Fachleute empfehlen, täglich zwei bis drei Gläser mit frischen, schwarzen Johannesbeeren zu essen. Ersatzweise können gefrorene Beeren, die zuvor in kaltem Wasser aufgetaut wurden, oder auch Gelee oder Marmelade aus schwarzen Johannisbeeren verzehrt werden. Die Einnahmedauer beträgt drei Wochen.

Die Reinigung beginnt

Eine Leberreinigung sollten Sie nicht nur einmal in Ihrem Leben machen, sondern regelmäßig wiederholen. Über die verschiedenen Reinigungsmöglichkeiten ist von erfahrenen Heilpraktikern und anderen Spezialisten sehr viel Erkenntnis- Hilfreiches geschrieben worden. In meinem ersten Buch „Krebserreger entdeckt!" habe ich beispielsweise eine Methode vorgestellt, die sich auf die Empfehlungen von Nadeshda Semjonowa stützt. Die Russin hat die Gesundheitsschule „Nadeshda" (= Hoffnung) organisiert, in der größere Gruppen von Menschen Reinigungsprozeduren durchlaufen können. Doch das Leben hat sich weiterentwickelt und mit ihm sind auch die Reinigungsverfahren verfeinert und erweitert worden, sodass in dieses Buch eigene sowie aktuelle Erkenntnisse von Spezialisten der Körpersanierung und von Kranken eingeflossen sind. Zu den Ideenlieferanten gehören die Russen A. Pochodjajewa, N. Stab, E. Schadilow und T. Artjuschkowa.

Mit der von mir vorgestellten Leberreinigung beginnen Sie ungefähr ein bis zwei Wochen nach Abschluss der Reinigung des Darms. Das gewünschte Ergebnis wird meist nicht durch einen einzelnen Säuberungsgang erzielt, vielmehr werden zunächst einige Kuren im Jahr notwendig sein. Unter anderem liegt das daran, dass beim ersten Reinigungszyklus vielfach nur die Gallenblase gesäubert wird und die Schadstoffe in der Leber sich lediglich in Richtung Ausgang verschieben, den Körper aber nicht verlassen.
Nach Meinung von Fachleuten ist das Frühjahr die optimale Zeit für eine Reinigung der Leber, denn dann ist das Organ am aktivsten. Schaffen Sie es aus welchen Gründen auch immer nicht, die Säuberung der Leber in diesen Zeitraum zu legen, dann wiederholen Sie die Prozedur unbedingt im Frühjahr darauf.
Berufstätige Menschen sollten die Reinigung auf arbeitsfreie Tage legen. Achten Sie außerdem darauf, dass sie nicht bei Neumond, sondern bei Voll- oder abnehmendem Mond erfolgt – in dieser Zeit ist die Fähigkeit des Körpers, sich zu reinigen, am größten.

Direkte Vorbereitungsphase

Ist das Magen-Darm-System mit Hilfe einer intensiven Reinigung von Toxinen, Schlacken und Würmern befreit und sind Leber und Gallenblase mit Heilkräutertees, besonderer Ernährung und warmen Bädern gut vorbereitet (siehe Kapitel 4/„Auf die richtige Vorbereitung kommt es an“), kann die unmittelbare Phase vor der Leberreinigung eingeläutet werden. Sie besteht aus einer dreitätigen Apfelsaftdiät. Parallel dazu werden morgens auf nüchternen Magen und abends Darmspülungen gemacht.

Darmspülungen
Die Einläufe für die Darmspülungen werden aus zwei Liter Wasser, einem Esslöffel Apfelessig oder Zitronensaft und einem Esslöffel Speisesalz zubereitet. Anstelle des Apfelessigs eignet sich sehr gut Schöllkrauttee mit eineinhalb Esslöffeln Steinsalz. Ziel dieser Einläufe ist neben der Spülung eine Entspannung des Magen-Darm-Trakts. Dadurch öffnen sich die Gallenwege besser und der nutzlose und schädliche Ballast kann leichter aus der Gallenblase und der Leber herausbefördert werden.

Saftdiät
Hier ein Beispiel dafür, wie eine zwei Tage vor der Reinigung beginnende Saftdiät aussehen kann:

1. Tag: Spülen Sie Ihre Gallenwege morgens, indem Sie kohlensäurearmes Mineralwasser trinken, das einen hohen Gehalt an Sulfaten aufweist und chloridarm ist. Eineinhalb bis zwei Stunden nachdem Sie das Mineralwasser getrunken haben, können Sie uneingeschränkt auf frisch gepressten Apfelsaft umsteigen. Geeignet sind auch Mandarinen- und Orangensäfte.

2. Tag: Der zweite Tag beginnt ebenfalls mit kohlensäurearmem Mineralwasser, diesmal mit Zusatz von Magnesiumsulfat. Geben Sie dazu einen Teil des Mineralwassers in einen Becher, dem Sie höchstens zehn Gramm Magnesiumsulfat beimischen, und trinken Sie das Ganze. Um den unangenehmen Geschmack zu neutralisieren, geben Sie etwas Zitronensaft dazu. Die Inhaltsstoffe der Zitrone verstärken die Gallenabsonderung aus der Leber und begünstigen die Auflösung von Steinen, sodass deren Ausscheidung erleichtert wird. Eine halbe Stunde später trinken Sie erneut Mineralwasser. Anschließend wird eine Wärmflasche zu zwei Dritteln mit heißem

Wasser gefüllt und in der Nähe der Gallenblase unterhalb des rechten Rippenbogens platziert, während Sie im Bett liegen. Ist das Wasser in der Wärmflasche abgekühlt, wird es erneut mit heißem Wasser gefüllt, um weitere eineinhalb bis zwei Stunden zu wirken.
Die dem Mineralwasser zugesetzten Sulfate weisen sowohl gallentreibende als auch abführende Eigenschaften auf. Dadurch wird die Galle besser aus dem Körper geleitet und die Gallenblase entleert sich schneller. Außerdem wird die Gallenabsonderung intensiviert. Die Gallensteine werden allmählich lockerer, der Schleim flüssiger und alles zusammen wird leichter ausgespült. In den drei Stunden nachdem Sie das Mineralwasser plus Magnesiumsulfat getrunken haben, wird sich der Darm in der Regel ein- oder mehrmals wässrig entleeren – dies geschieht ohne Schmerzen oder bemerkenswerte Verdauungsstörungen.
Drei Stunden nach dem Trinken des Mineralwassers können Sie bis zum Abend so viel frisch gepressten Apfelsaft trinken, wie Sie wollen. Der Saft führt dazu, dass weitere Steine aufweichen und „poliert“, also ihrer Ecken und Kanten beraubt werden.

Die Reinigung Schritt für Schritt

Haben Sie sich psychisch wie physisch auf die Reinigung der Leber vorbereitet, können Sie nach dem zweiten Safttag mit der eigentlichen Säuberung des Organs mit Olivenöl und Zitronensaft beginnen. Das Olivenöl öffnet die Gallengänge und wirkt gallentreibend. Der Zitronensaft regt die Peristaltik an, also die durch Muskeln hervorgerufene wellenartige Bewegung in der Gallenblase und den Gallengängen. Dies alles wird helfen, Steine und Schmutz aus der Leber, den Gallengängen und der Gallenblase hinauszuschieben.
Beachten Sie bitte, dass die Reinigung sehr sorgsam durchzuführen ist –am besten begleitet von einem fachkundigen Therapeuten. Auf jeden Fall sollte vor Beginn der Säuberung sichergestellt sein, dass Sie alle in diesem Kapitel beschriebenen Vorbereitungsschritte sorgfältig und wirkungsvoll ausgeführt haben und nicht zu der Risikogruppe gehören, die die Säuberungsprozedur auf keinen Fall anwen-

den darf (siehe Kapitel 4/„Die Reinigung ist nicht für jeden geeignet“).
Hier nun eine detaillierte Schritt-für-Schritt-Anleitung zur Leberreinigung:

1) Beginnen Sie den ersten Reinigungstag noch vor dem Aufstehen mit einer ***Bauchmassage:*** Machen Sie kreisende Bewegungen im Uhrzeigersinn – zunächst mit der Faust, dann mit den Handflächen. Anschließend wird der Bereich unterhalb des rechten Rippenbogens, dort wo sich die Gallenblase befindet, vorsichtig massiert, indem Sie mit den Fingerknöcheln unter die Rippe und dann abwärts zum Bauch hin drücken.

2) Lutschen Sie nach dem Aufstehen 10 bis 15 Minuten lang raffiniertes ***Sonnenblumenöl.*** Danach den Mund mit abgekochtem Wasser ausspülen.

3) Spülen Sie nach der Ölkur Ihren Darm mit einem ***Einlauf***, der aus zwei Liter Wasser und zwei Esslöffeln hochwertigem Apfelessig besteht.

4) Führen Sie die ***Saftdiät*** der beiden vorherigen Tage fort. Trinken Sie nach dem Einlauf bis 19 Uhr so viel frisch gepressten Apfelsaft, wie Sie mögen, und vertreiben Sie sich die Zeit nach Belieben.

5) Um etwa 16 Uhr sollten Sie damit beginnen, die ***Lebergegend zu erwärmen.*** Hierzu werden zwei Wärmflaschen mit heißem Wasser gefüllt und am Rücken sowie Bauch (jeweils näher zur rechten Seite) festgebunden, sodass Sie sich wie gewohnt bewegen können. Tauschen Sie das sich abkühlende Wasser regelmäßig gegen heißes aus.

6) Bereiten Sie bis 19 Uhr 300 Milliliter Zitronensaft und in einem Wasserbad auf Körpertemperatur erwärmtes Olivenöl (ebenfalls 300 Milliliter) vor. Um 19 Uhr (Beginn der biologischen Leberentspannung) sollten Sie von Ihren beiden Wärmflaschen umgeben im Bett liegen. Auf einem Tisch neben dem Bett steht das Öl, der Saft

und ein Messglas mit zwei Markierungen – die erste entspricht einer Menge von 50 Millilitern, die zweite zeigt ausgehend von der ersten ebenfalls 50 Milliliter an. Ab jetzt trinken Sie in Abständen von 15 Minuten das ***reinigende Öl-Zitronensaft-Gemisch.*** Es wird wie folgt zubereitet: Füllen Sie das Messglas bis zur ersten Markierung mit Zitronensaft und dann bis zur zweiten Markierung mit Olivenöl. Halten Sie sich an diese Dosierung, haben Sie die gesamte Mischung in sechs Ansätzen mit fünf Pausen dazwischen ausgetrunken – sofern Ihnen das ohne aufkommende Übelkeit gelingt. Sollte Ihnen unwohl werden, versuchen Sie dagegen anzugehen und trotzdem so viel wie möglich von der reinigenden Flüssigkeit zu trinken. Eventuell schieben Sie den Zeitpunkt der nächsten Einnahme etwas hinaus – so lange, bis das unangenehme Gefühl zurückgegangen ist. Sollte auch das nicht helfen, dann riechen Sie an einer Knoblauchzehe oder kauen Sie ein Stück davon.

7) Nachdem Sie das Öl und den Zitronensaft ausgetrunken haben, bleiben Sie zunächst mit Ihren Wärmflaschen im Bett liegen und vermeiden Sie dabei jeglichen Druck auf die Leber. Nach einer gewissen Zeit können Sie sich leicht aufrichten, indem Sie sich auf ein hoch gestelltes Kissen stützen oder sich in einen Sessel setzen. Die Wärmflaschen müssen dabei weiter warm und am Körper befestigt sein. ***Ruhen Sie*** sich eineinhalb bis zwei Stunden aus, während Sie sich Ihrer Lieblingsbeschäftigung widmen und zum Beispiel lesen, Musik hören, Kreuzworträtsel lösen etc.

8) Bereiten Sie bis zum nächsten Morgen zwei Liter Brühe für eine Darmspülung vor. Mischen Sie dafür zwei Liter Wasser, zwei Esslöffel Schöllkraut und eineinhalb Esslöffel Kochsalz. Etwa um 23 Uhr können Sie, dem Beispiel von T. Artjuschkowa (siehe unten) folgend, einen ***Einlauf*** mit zwei Liter Wasser machen – leicht gesäuert mit dem Saft einer Zitrone oder mit einem Esslöffel Apfelessig. Danach haben Sie die Wahl: Entweder gehen Sie ins Bett, ohne dabei Druck auf die Leber auszuüben, oder Sie setzen die Darmspülungen im Stundenrhythmus fort.

9) Etwa 12 bis 15 Stunden nachdem Sie die Zitronensaft-Olivenöl-Mischung eingenommen haben, beginnt der Drang zur Darmentleerung. Mit dem Stuhlgang werden Pfropfen, die die Gänge blockiert haben, angestaute schwarze oder grüne Galle sowie große Mengen an grünen Steinen aus dem Körper kommen. Mit den Ausscheidungen können auch Lamblien, Darm-Trichomonaden und andere Parasiten den Körper verlassen. Nachdem Sie Ihren Darm entleert haben, muss dieser unbedingt durchgespült werden, damit nirgendwo schädliche Reste hängen bleiben, die Darmschleimhaut verletzen oder eine Polypenbildung auslösen. Deshalb müssen Sie eine Stunde nach dem Stuhlgang unbedingt einen Einlauf mit einer auf Körpertemperatur erwärmten ***Schöllkraut-Kochsalz-Lösung*** machen (siehe Kapitel 3/„Darmreinigung mit Hilfe von Zwei-Liter-Einläufen"). Dieser Einlauf wird nach zwölf Stunden wiederholt.

Nach einer erstmaligen Leberreinigung mit der Zitronen-Öl-Mischung sollten Sie die Anwendung drei- bis viermal im Abstand von jeweils einem Monat wiederholen. Denn selbst bei einer sorgfältigen Reinigung werden einige Steine zwar mit dem Stuhl ausgeschieden, andere werden jedoch lediglich etwas verschoben. Bleibt alles in diesem unvollendeten Zustand, ist das Risiko für einen Verschluss der Gallenwege groß. Haben Sie die Leberreinigung drei- oder viermal wiederholt, kann sie danach viertel- oder halbjährlich erfolgen. Um einer Bildung von Gallensteinen vorzubeugen, ist eine Reinigungsprozedur pro Jahr ausreichend.
Achten Sie dabei darauf, dass Sie Ihre Leber im Alltag nicht unnötig mit schädlichen Stoffen wie Alkohol belasten und sich ausreichend vor der Ansteckung mit Parasiten, Bakterien und Viren schützen. In den Pausen zwischen den Kuren sollten Sie daran denken, weiterhin mit Oliven-, Sonnenblumen- oder Maisöl angemachte Salate zu essen und gesunde Säfte, gallentreibende Tees sowie Steine auflösende Auszüge zu trinken.

Variationen

Mit der Zeit werden Sie aufgrund persönlicher Erfahrungen eventuell einige Schritte der Leberreinigung leicht variieren. Das ist vollkommen in Ordnung. Versäumen Sie dabei jedoch nicht, sich hin-

reichend auf den Säuberungsprozess vorzubereiten. Bevor ich das erste Mal meine Leber gereinigt habe, habe ich meine Mundhöhle, meine Scheide, meinen Harnleiter und den Darm gründlich gesäubert. Dieser Vorgang hat insgesamt ein Jahr lang gedauert. Erst dann war ich mental auf die erste Leberreinigung eingestellt. Dabei habe ich den Reinigungsvorgang etwas verändert: In der Vorbereitungsphase habe ich keinen Apfelsaft getrunken, sondern Saft aus Orangen und Zitronen verwendet, hergestellt aus den ganzen Früchten inklusive Schale. Ich hoffte, dass die Bitterkeit der Schale die Darmtätigkeit zusätzlich anregen würde. Die anschließende Reinigung verlief völlig schmerzfrei: Ich habe vorwiegend schwarzgrüne Galle und winzige Bilirubinsteine in kleinen Mengen ausgeschieden, die problemlos durch die Gallenwege kamen. Wahrscheinlich hatten sich einige Steine, die ich zusammen mit dem Öl in Form von schwarzgrüner Flüssigkeit im Stuhlgang fand, zuvor durch die Wirkung der Zitrusfrüchte bereits teilweise aufgelöst.
Um 2 Uhr nachts spürte ich leichte Vergiftungsanzeichen – mir wurde etwas übel. Deswegen nahm ich mir vor, bei den nächsten Reinigungszyklen etwa um 23 Uhr zwei Gläser mit reinigender, warmer Leinsamen- oder Haferbrühe zu trinken und 20 Minuten danach einen mit Olivenöl zubereiteten „Salat“ aus fein geriebenem oder püriertem Gemüse zu essen – dazu eignen sich zum Beispiel rote Bete, Karotten sowie Rettich. Davor machte ich einen Einlauf mit 200 Milliliter Knoblauchauszug und Apfelessig (siehe Kapitel 3/„Die Voraussetzung für eine erfolgreiche Reinigung: Regulieren Sie Ihre Verdauung“). Eine Stunde nach dem Salat folgte ein Einlauf, den ich aus zwei Liter klarem Wasser, leicht angesäuert mit einem Esslöffel Apfelessig und eineinhalb Esslöffeln Kochsalz, herstellte. Wie Sie sehen, müssen Sie in Ihren Körper hineinspüren, um zu erkennen, ob Sie für die Leberreinigung bereit sind, Ihr Säurehaushalt nicht in Ordnung ist oder Sie sich falsch ernähren etc. und entsprechend darauf reagieren. Eine Form der Leberreinigung wurde von dem Russen Ewgenij Schadilow entwickelt. Diese möchte ich Ihnen nicht vorenthalten. Er empfiehlt, in der Vorbereitungsphase eine Honigtherapie zu machen. Diese besteht darin, täglich 120 bis150 Gramm mit Wasser verdünnten Honig zu essen (das Wasser sollte bei Menschen mit viel Magensaftsäure heiß sein und

bei niedrigem Magensäuregehalt Zimmertemperatur haben). Mit der Einnahme des Öl-Saft-Gemischs wird bei der Reinigungsmethode nach Schadilow nicht um 19 Uhr, sondern zur Frühstückszeit begonnen. Je nach Säuregehalt des Magensafts schlägt er vor, dafür reinen oder verdünnten Zitronen- und Orangensaft zu verwenden. Das Öl wird auf einmal verzehrt, vom Saft wird jedoch zunächst nur eine geringe Menge getrunken, um Übelkeit vorzubeugen. Danach wird der Saft in Portionen von 15 Millilitern jeweils im Abstand von 15 Minuten eingenommen – dabei wird bei der fünften (bei Menschen mit erhöhtem Magensäuregehalt) bzw. bei der siebten Portion (niedriger Magensäuregehalt) der gesamte restliche Saft getrunken.

Zum Abschluss dieses Kapitels möchte ich noch aus einem Brief von Tatjana Artjuschkowa aus der Nähe von Moskau zitieren. Sie hat die Leberreinigung getestet, schätzen gelernt und für sich vervollständigt:

„Sehr geehrte Tamara Jakowlewna!
Ich möchte Ihnen über einige Details bei der Leberreinigung berichten, die mir geholfen haben, diese Anwendung mit höchstmöglicher Effektivität durchzuführen. Ich verfolge aufmerksam die Veröffentlichungen von N. Semjonowa... Zu ihren Methoden der Leberbereinigung möchte ich Folgendes hinzufügen:
...Ich habe den Apfelsaft durch Saft aus roten Rüben, Karotten und Äpfeln ersetzt (bekanntlich verträgt die Bauchspeicheldrüse keinen Apfelsaft...)... Die Saftmischung ist unbedingt im Wasserbad zu erwärmen... Nachdem der Saft getrunken ist, wird eine Wärmflasche in der Lebergegend platziert. Das wiederholt man im Zeitraum von drei Tagen – so lange, wie die Saftmischung getrunken wird. Am dritten Tag ist es empfehlenswert, die Leber den ganzen Tag lang warm zu halten... Die Safteinnahme ist eineinhalb Stunden vor der eigentlichen Reinigungsprozedur einzustellen, damit der Magen leer und auf das Olivenöl und den Zitronensaft vorbereitet ist...
Etwa um 22.30 Uhr sollte ein Einlauf gemacht werden, der stündlich bis zum Morgen wiederholt wird. Das ergibt sieben bis acht Einläufe in einer Nacht. Der Hintergrund für diese Spülungen ist die Beseitigung von Giften. Viele beschweren sich... über Übelkeit und schlechtes Befinden

nach dem Trinken der Öl-Saft-Mischung. Ich kenne drei Fälle, in denen Frauen, die eine Leberreinigung zu Hause durchführten, nachts mit dem Krankenwagen auf der Intensivstation eingeliefert wurden. Die Probleme treten auf, weil die Leber Schlacken absondert, die bei einem unzureichend sauberen Darm ins Blut aufgenommen werden. Deshalb sollte man mit dem reinigenden Einlauf nicht bis zum nächsten Tag warten...
Um die Leber richtig zu säubern, müssen die Reinigungskuren fünf- bis sechsmal wiederholt werden, mit dazwischenliegenden Pausen von je zwei bis vier Wochen. Bereits während der ersten Kuren setzt die Absonderung von Steinen, Cholesterinpfropfen, Schleim und anderen Schlacken ein. Der Abgang der Hauptmasse der Cholesterinsteine findet allerdings erst während der fünften oder sechsten Anwendung statt...
Seit 1990 habe ich 17 Leberreinigungen absolviert. Die Anwendung ist... von großer Wichtigkeit. Sie muss das ganze Leben lang einmal jährlich durchgeführt werden. Und unbedingt nach einer vorherigen Darmspülung...
Meiner Meinung nach gibt es kein einzelnes Heilmittel gegen alle Krankheiten. Es muss eine Zusammenstellung aus mehreren Mitteln und Methoden sein: Reinigung des Organismus, richtige Ernährung, Gesundheitssport. Und nun ist die Bekämpfung der Trichomonaden nach der von Ihnen vorgeschlagener Methode hinzugekommen. Im Laufe von acht Jahren hatte ich das Gefühl, dass irgendein wichtiges Glied für meine Genesung fehlt. Jetzt ist es gefunden. Ich finde Ihre Entdeckung genial und eines Nobelpreises würdig...
Mit Hochachtung Tatjana Artjuschkowa"

In ihrem Brief erzählt Tatjana Artjuschkowa nicht, dass sie seinerzeit ernsthafte Probleme mit ihrer Gesundheit hatte – unter anderem litt sie an Krebs. Mit der Zeit wurde ihr bewusst, dass ihr Leben letztlich von ihr selbst abhing. Sie nahm sich ihrer Gesundheit ernsthaft an, indem sie ihren Körper regelmäßig reinigte und sich eine neue Ernährungsweise aneignete.

Kapitel 5
Reinigung der Nieren

Es ist erfreulich, dass immer mehr Menschen nicht mehr bedingungslos Ärzten vertrauen, sondern ihre Gesundheit selbst in die Hand nehmen. Ihnen entgeht nicht, dass Mediziner sich an veralteten Vorstellungen über die Ursache unheilbarer Krankheiten orientieren und sie deshalb nicht in der Lage sind, ihre Patienten zu heilen oder wirksame Mittel zur Gesundheitsvorsorge anzubieten. Aus diesem Grund bilden viele Menschen sich weiter, belegen Seminare zur Gesundheitspflege und suchen Hilfe bei Heilpraktikern. Sie lernen dabei, dass es mehr bringt, auf die Einnahme von Antibiotika zu verzichten und sich der Reinigung ihres Darms, ihrer Leber und Nieren zu widmen. Die Krankheitsverursacher, Parasiten und Mikroben, werden so in die Flucht geschlagen und der Gesundheitszustand verbessert sich danach automatisch.

Ein Anlass dafür, dass ich mich mit der Reinigung des Organismus und insbesondere der Nieren intensiv beschäftigt habe, war eine komplizierte Nieren- und Harnwegserkrankung meines Sohnes Alexander. Passiert war Folgendes: Alexander traf sich im Alter von 17 Jahren häufig mit Klassenkameraden an kühlen Sommerabenden in einer Parkanlage. Anfangs hatte mein Sohn noch keine Beschwerden. Ich bemerkte jedoch, dass er in dieser Zeit früh nach dem Aufstehen „Nierensäckchen" unter den Augen hatte. Am Ende des Sommers beschleunigte sich der Krankheitsprozess aufgrund des ausgiebigen Konsums von Wassermelonen – diese Früchte sind nämlich in der Lage, Infektionen insbesondere in den Nieren zu aktivieren, das heißt sie aus einem latenten, verdeckten Stadium in einen sichtbaren, aktiven Zustand zu holen. Die Säckchen unter den Augen von Alexander verschwanden nun auch am Tag nicht mehr. Anfang September stellten Ärzte bei ihm einen hohen Eiweißgehalt im Urin fest. Die Diagnose lautete: latente Glomerulonephritis, das heißt, dass er sich eine Nierenentzündung mit gleichzeitiger Schädigung der Nierenknäuelchen zugezogen hatte. Nun folgte ein Behandlungsmarathon. Letztlich lag mein Sohn fast vier Monate lang im

Krankenhaus. Dort wurde er vorwiegend mit Antibiotika therapiert und die Mandeln wurden ihm entfernt. Sein Befinden verschlechterte sich weiter. In einem erbärmlichen Zustand – ohne Mandeln, mit Säcken unter den Augen und blutigem Urin – gab man mir meinen Sohn schließlich zurück. Erst als ich ihn mit Nistatin – einem Arzneimittel, das gegen Pilze und Trichomonaden wirkt – behandelte, ging es mit seiner Gesundheit aufwärts. Neue Mandeln sind ihm allerdings nicht gewachsen. Dabei ist diese erste Barriere, die Infekte abwehrt, so wichtig für den Organismus, besonders wenn dieser nicht ganz gesund ist!
Die Erfahrung mit der Erkrankung meines Sohnes hat mich in meiner Meinung bestärkt, dass kein Mensch steril ist. Sehr viele und unterschiedliche Krankheitserreger leben in unserem Körper. Solange deren Anzahl eine kritische Marke nicht überschreitet und wir gesund und jung sind, hat unser Immunsystem die Infektion unter Kontrolle. Es genügt aber bereits, sich falsch zu ernähren und zum Beispiel zu viele Wassermelonen zu essen, sich zu unterkühlen oder sich übermäßigem Stress auszusetzen – und schon vermehren sich die Krankheitskeime plötzlich stark und werden aggressiv.
Etwas Ähnliches ist auch mir vor vielen Jahren passiert. Damals habe ich sehr kalte Wassermelonen und Äpfel, Weintrauben und Pflaumen wild durcheinander gegessen, weil ich mir einen Vitaminschub verpassen wollte. Ich hätte es besser wissen müssen. Ernährungsexperten empfehlen, Wasser- und andere Melonen, Weintrauben und Bananen nicht mit irgendeiner anderen Obstart gemeinsam zu verspeisen. Außerdem sollten Wassermelonen nicht zu kalt gegessen werden, da sie die Nieren spülen und diese Organe nicht unterkühlt werden dürfen. Bedauerlicherweise habe ich mich an diese Regeln nicht gehalten. Die Folge war eine starke Erkältung. Es ging mir bereits wesentlich besser, als bei mir im Zuge einer Routineuntersuchung des Blutes eine Leukozytose, also ein erhöhter Gehalt an weißen Blutkörperchen, festgestellt wurde. Diese Blutkörperchen helfen bei der Abwehr von Krankheitserregern. Eine erhöhte Konzentration ist ein sicheres Zeichen dafür, das unsere Abwehrpolizei in Alarmbereitschaft ist und eine Infektion im Körper bekämpft. Da ich scheinbar gesund vor der behandelnden Klinikärztin stand, hat sie keine zusätzliche Untersuchung angeordnet,

um damit die Art der Erreger zu ermitteln, sondern eine neue Laboranalyse – sie hatte den Verdacht, dass die Ergebnisse der ersten fehlerhaft waren. Behandelt wurde ich nicht.
Diese Begebenheit hat meine Einschätzung bestätigt: In herkömmlichen Kliniken werden die Folgen von Krankheiten dokumentiert, aber nicht ihre Ursachen ermittelt. Selbstverständlich habe ich mich damals gegen eine erneute, nutzlose Laboranalyse entschieden und mich entschlossen, die Erreger in meinem Körper ohne ärztliche Unterstützung loszuwerden. Ich habe mich in der Folgezeit mit mehr Sorgfalt der Sanierung meines Körpers gewidmet und regelmäßig Kuren zur Säuberung von Darm und Leber absolviert. Schließlich habe ich mich auch mit der Reinigung der Nieren und Nierenkrankheiten beschäftigt.

Erkrankungen der Nieren

Die Nieren spielen eine bedeutsame Rolle bei der Ausscheidung von nicht mehr benötigten Stoffwechselprodukten und Giften. Diese Substanzen verlassen unseren Körper mit dem Harn, der in den Nieren gebildet wird. Es ist außerordentlich wichtig, darauf zu achten, dass dieses Organ gesund bleibt. Krankheiten der Nieren sind mit unangenehmen Symptomen verbunden und führen im Extremfall sogar zum Tod. Folgende Nierenerkrankungen kommen besonders häufig vor.

Glomerulonephritis

Hierbei handelt es sich um eine Entzündung der Blutgefäßknäuel in den Nieren. In der Regel geht dieser Erkrankung eine Ansteckung mit bestimmten Bakterien, den Streptokokken, voran. Die Glomerulonephritis ist unter anderem gekennzeichnet durch Wassereinlagerungen im Gewebe, Kopfschmerzen, Bluthochdruck, stumpfe Schmerzen in der Kreuzgegend, Blut und Eiweiß im Urin sowie Fieber.
Menschen mit Glomerulonephritis werden stationär behandelt. Es wird strenge Bettruhe empfohlen. Eventuell wird eine zwei bis drei Tage dauernde Fastenkur verordnet. Erfolgt die Behandlung der

Krankheit wie im Falle meines Sohnes lediglich mit Hilfe von Antibiotika, bringt das meiner Meinung nach wenig. Infolgedessen bleibt nicht nur die Heilung aus, sondern oftmals verschlechtert sich der Gesundheitszustand sogar. Wichtiger ist es, die Erreger, darunter Parasiten wie Trichomonaden und krankheitserregende Mikroben, zu finden.

Pyelonephritis

Hierbei handelt es sich um eine Entzündung der Nierenbecken infolge des Eindringens von Mikroorganismen wie Kolibakterien. Charakteristische Anzeichen für die Pyelonephritis sind erhöhter Harndrang, Schmerzen beim Wasserlassen, trüber Urin, Fieber (bei einem akuten Krankheitsausbruch mit einem Anstieg der Körpertemperatur auf bis zu 40 °C), Schüttelfrost und stumpfe Schmerzen in der Kreuzgegend.

Solange ein Pyelonephritis-Kranker Fieber hat, muss er Bettruhe halten. Er sollte viel trinken und salzarme Kost essen. Die Behandlung führen Ärzte mit Hilfe von Antibiotika durch, ohne zuvor die tatsächlichen Erreger der Krankheit ermittelt zu haben. Zu diesen können neben Bakterien auch Viren und Parasiten wie Trichomonaden gehören. Hinzu kommen Würmer und andere Darmparasiten, die eine ernsthafte Gefahr für die Funktionsfähigkeit des menschlichen Immunsystems und damit für den gesamten Organismus Mensch inklusive seiner Organe darstellen.

Harnsteinkrankheit

Die Harnsteinkrankheit ist gekennzeichnet durch die Bildung von Harn- bzw. Nierensteinen unter anderem in den Nierenbecken (trichterförmiges, oberes Ende des Harnleiters) – einhergehend mit krankhaften Veränderungen in den Nieren und Harnwegen. Harnsteine – fachsprachlich Konkremente genannt – können in den Nieren (Nierensteine), im Harnleiter und seltener in der Harnblase auftreten. Sie entstehen aus verschiedenen Mineralsalzen, die beim gesunden Menschen normalerweise im Urin gelöst sind, unter bestimmten Umständen jedoch wasserunlösliche Verbindungen

erzeugen. Dabei werden zunächst kleine Kristalle, später größere Steine gebildet.
Ursachen für die Entwicklung einer Nierensteinkrankheit sind in erster Linie Infektionen der Nieren oder der Harnwege, Stoffwechselstörungen (Gicht, Diabetes), eine falsche Ernährung mit einer Unterversorgung an den Vitaminen A, B sowie D und eine unzureichende Flüssigkeitszufuhr. An der Krankheit leiden mehr Männer als Frauen. Betroffen sind vorwiegend Personen im Alter zwischen 20 und 40 Jahren. Das ist die Zeit, in der Menschen ein besonders aktives Geschlechtsleben führen und damit auch ein erhöhtes Risiko eingehen, sich mit Krankheitserregern anzustecken, was wiederum die Bildung von Konkrementen begünstigt.
Nierensteine werden im Becken bzw. in den Kelchen einer oder beider Nieren gebildet. Sie können eine Größe von einigen Zentimetern Durchmesser erreichen. Viele Steine sind „stumm", rufen also keine Symptome hervor, andere melden sich durch stumpfe oder stechende Schmerzen in der Kreuzgegend.
Versperren die Konkremente die Hälse der Nierenkelche bzw. das Nierenbecken, treten äußerst schmerzhafte Koliken auf. Oft kommt es dabei zu Schüttelfrost, erhöhter Körpertemperatur, Blut im Urin und zu häufigem, eventuell schmerzhaftem Wasserlassen, insbesondere wenn der Stein den Harnleiter abwärts wandert. Versperren die Steine den Harnleiter, wird der Harnabfluss behindert und es kann zu einem Schwund bis hin zum Absterben von Nierengewebe kommen. Bei einer akuten Nierenkolik, die durch einen Harnleiterstein bedingt ist, ist sogar ein vorübergehendes Aussetzen der Nierenfunktion möglich. Eine Anurie, eine Harnausscheidung von weniger als 100 Millilitern in 24 Stunden, ist ein Indiz für diese Krankheit. Sie kann in einer Selbstvergiftung münden und schließlich zum Tod führen.

Bei vielen Menschen, die an einer Harnsteinkrankheit leiden, ist eine stationäre Behandlung erforderlich. Koliken werden mit Hilfe von krampflösenden und schmerzstillenden Medikamenten und mit Wärme therapiert. Warme Bäder nehmen die Spannung von den Harnleitern und ermöglichen damit das Ausleiten der Konkremente. Größere Steine, die sich nicht von selbst lösen, können operativ behandelt oder mit Hilfe von so genannten Stoßwellen zertrümmert werden.

So beugen Sie vor

Zu den wichtigsten vorbeugenden Maßnahmen gegen die Bildung von Nierensteinen gehört, darauf zu achten, dass der Magen-Darm-Trakt und die Leber gesund sind. Bereiten diese lebenswichtigen Organe Probleme, steigt das Risiko für Beschwerden mit den Nieren. Ich bin davon überzeugt, dass insbesondere ein- und mehrzellige Parasiten und Infektionserreger ursächlich für krankhafte Vorgänge in diesen Organen sind. Eine nicht zu vernachlässigende Rolle spielen auch Faktoren wie ein falscher Lebensrhythmus, schlechte Ernährung und der übermäßige Gebrauch von schädlichen Getränken wie Alkohol, Kaffee, Limonaden und einigen mineralischen Getränken, zum Beispiel solchen mit hohem Chlorid- und Kalziumgehalt.

Das können Sie gegen Nierensteine tun

Viele Experten sind der Meinung, dass Steine in den meisten Fällen von selbst abgehen, vor allem, wenn sie weniger als einen Zentimeter groß sind. Menschen, die das Ausleiten von solchen Steinen erleichtern wollen, sollten verstärkt spazieren gehen und spezielle, die Steinausscheidung fördernde Sitzbäder machen. Das gleiche Ziel wird mit „Wasserstößen“ verfolgt. Dabei trinken Nierensteinkranke zweimal pro Woche eineinhalb Liter Wasser oder Tee in Verbindung mit krampflösenden Mitteln auf nüchternen Magen zügig aus.

Befindet sich der Stein im Hohlraum der Niere, ist er ständig von Harn umspült und wird die Harnausscheidung nicht behindert, dann ist eine langfristige Behandlung mit steinauflösenden Brühen und Getränken zu empfehlen. Haben sich dagegen größere, korallenartige oder mehrere mittelgroße Steine gebildet, die die Nieren blockieren oder die Harnleiter verschließen, sollte die Therapie in einer Klinik erfolgen. Die Diagnose, um welche Form von Harnsteinen es sich handelt, können Sie nicht selbst, sondern nur ein erfahrener Therapeut stellen.

Sind die Nierensteine auf welchem Weg auch immer verschwunden, ist eine Sanierung des gesamten Körpers erforderlich, um einer Neubildung der Konkremente vorzubeugen. Dazu gehört insbesondere:

• die Reinigung der Nieren mit Brühen und Tees, die Steine auflösen oder deren Auflösung begünstigen und die Bildung neuer Steine verhindern;

• eine auf die Zusammensetzung der Nierensteine abgestimmte Ernährungsweise;

• eine ausreichende Flüssigkeitszufuhr (mindestens zwei Liter pro Tag) in Form von Wasser, Säften und Kräutertees (siehe unten) – die Art der Früchte und Kräuter richtet sich nach der Art der Nierensteine.

Um einen Harnstein-Kranken richtig zu behandeln, ist es wichtig, die Form, die Größe und die chemische Zusammensetzung der Steine zu kennen. Experten unterscheiden unter anderem folgende Konkremente:

Oxalatsteine – sie bestehen aus Kalziumoxalat, haben eine hohe Dichte und ihre Oberfläche ist hügelförmig. Dadurch verletzen sie leicht die Schleimhaut. Oxalatsteine entstehen insbesondere bei einem übermäßigen Konsum von oxalathaltigen Nahrungsmitteln und der verstärkten Aufnahme von Oxalatsalzen, bedingt durch Erkrankungen des Verdauungssystems. Menschen, die zur Oxalatsteinbildung neigen, wird empfohlen weniger oxalathaltige Nahrungsmittel (Mangold, Sauerampfer, Spinat, Schokolade, Kakao etc.) zu konsumieren und täglich bis zu zweieinhalb Liter Flüssigkeit in Form von Säften und Wasser zu trinken.

Harnsäuresteine (Uratsteine) – ist der Säuregehalt im Urin erhöht, entstehen Harnsäuresteine. Sie sind hart und weisen eine glatte oder gekörnte Oberfläche auf. Um zu verhindern, dass sich diese Steine bilden, gibt es ein wirksames Mittel: das Senken des Säuregehalts im Urin durch die Einnahme neutralisierender Substanzen wie Natriumbikarbonat oder Natrium- bzw. Kaliumzitrat. Wünschenswert ist außerdem, viel Wasser zu trinken und den Puringehalt in der Nahrung zu niedrig zu halten. Purine werden im Körper zu Harnsäure abgebaut. Als besonders reich an diesen Substanzen gelten Fleisch, Geflügel, Fisch und Bier.

Phosphatsteine – ist der Urin basisch, können Phosphatsteine entstehen. Ihre Oberfläche ist rau, die Konsistenz porös und leicht bröckelnd. Die Steine enthalten manchmal auch Kalzium und Harnsäure – deswegen kann der Bildung dieser Steine mit dem eingeschränkten Verzehr von purinhaltiger Nahrung vorgebeugt werden. Bestehen die Steine aus Phosphaten mit Magnesium und Ammonium, deutet das auf die Existenz von Harnsäure spaltenden Bakterien in den Harnwegen hin. Solche Steine stellen Infektionsherde dar. In diesem Fall ist eine Behandlung gegen Bakterien notwendig.

Bewährte Methoden zur Reinigung der Nieren

Die bekanntesten Verfechter für die Reinigung des menschlichen Körpers sind in Russland unter anderem G. P. Malachow, I. P. Neumywakin, N. A. Semjonowa, E. W. Schadilow und A. Malowitschko. Jeder von ihnen hat einen Beitrag zur Entwicklung von wirksamen Reinigungsmethoden geleistet, sodass sie an dieser Stelle nicht unerwähnt bleiben sollen. Bevor ich näher auf die Möglichkeiten der Nierenreinigung eingehe, möchte ich Sie zunächst über die Risiken einer solchen Säuberung und über die Voraussetzungen dafür aufklären.

Die Voraussetzung: reiner Darm und reine Leber

Ein reiner Darm und eine reine Leber bieten die Basis dafür, dass die Nieren reibungslos funktionieren. Das liegt daran, dass durch einen sauberen Darm und eine saubere Leber einige Parasiten und Krankheiten von den Harnwegen ferngehalten werden. Die wenigen verbleibenden sind dann einfacher zu bekämpfen.

Statistische Erhebungen bestätigen dies. Der bekannte Heilpraktiker und Autor mehrerer Bücher über die Reinigung des Darms, der Leber und der Nieren, Ewgenij Schadilow, beispielsweise hat bei Menschen im Alter von 40 bis 50 Jahren Folgendes beobachtet: An einer Verunreinigung des Darms leiden 80 bis 90 Prozent der Menschen, die Leber und Gallenblase ist bei 40 bis 50 Prozent verunreinigt und die Nieren bei 25 bis 30 Prozent.

Daraus lässt sich schließen, dass das Darmsystem bei Menschen am meisten leidet, erst dann kommt die Leber und danach sind die Nieren an der Reihe. Um eine Verunreinigung der Nieren mit ein- und mehrzelligen Parasiten zu verhindern, müssen also Darm und Leber sauber sein.

Beachten Sie die Grenzen der Selbstbehandlung

Ihre Nieren sollten Sie nicht auf eigene Faust zu Hause reinigen, falls...
• Sie an Niereninsuffizienz (Abnahme der Nierenfunktion), Geschwüren des Magen-Darm-Trakts, einer Krebserkrankung eines Organs der Harn- und Geschlechtswege, einer Herz-Kreislauf-Erkrankung oder an Diabetes leiden;
• bei Ihnen scharfkantige, korallenähnliche Steine, mehrere Steine oder große Steine vorhanden sind (lassen Sie das vor der Nierenreinigung unbedingt von einem Arzt abklären);
• Sie schwanger sind oder sich in der Menstruationszeit bzw. kurz davor oder danach befinden.

Ist die Reinigung gefährlich?

Während der Nierenreinigung sollte unbedingt eine zweite Person anwesend sein, die Hilfe leisten kann, falls es plötzlich zu lebensbedrohlichen Komplikationen wie schmerzhaften Koliken oder Herzschwäche kommt. Für diesen Fall sollten Sie in der Hausapotheke schmerzlindernde und krampflösende Mittel wie Analgin oder Baralgin sowie Validol und Korvalol bereithalten.
Treten während der Reinigung Koliken auf, führen Sie gegen die Schmerzen und die Verkrampfung der Harnleitermuskeln einen Wasserstoß durch: Trinken Sie bis zu zwei oder drei Liter warme Flüssigkeit (ohne Koffein und Alkohol) relativ zügig aus. Anschließend wärmen Sie die schmerzende Stelle mit einer Wärmflasche. Gehen Sie danach, ohne die Wärmflasche abzunehmen, zügig im Zimmer umher –noch besser: Laufen Sie auf einem Laufband. Experten schlagen zudem vor, ein schmerzlinderndes und ein krampflösendes Medikament einzunehmen.

Bleiben diese Maßnahmen ohne Erfolg, nehmen Sie etwa 20 Minuten lang ein Bad (39 °C Wassertemperatur). Das Wasser sollte bis unter die Brust reichen, sodass der Herzbereich nicht bedeckt ist. Während des Bades trinken Sie auf 35 °C temperiertes Mineralwasser, Schorle oder Kräutertees. Mehr über die Anwendung von Kräuterabsuden bei Koliken erfahren Sie in Kapitel 5/„Pflanzliche Mittel mit krampflösender und harntreibender Wirkung“. Je nach Zubereitungsdauer müssen die Tees bereits vor Beginn der Nierenreinigung bereitstehen, um im Fall der Fälle schnell ein wirkungsvolles Mittel im Kampf gegen Koliken zur Hand zu haben.
Den Notarzt sollten Sie rufen, falls die Nierenkoliken trotz Anwendung all der oben erwähnten Maßnahmen nach einer Stunde nicht abgeklungen sind. Auch in Zweifelsfällen gilt: Schalten Sie rechtzeitig einen Arzt ein.

Bereiten Sie sich gut vor

Bevor sie mit der Reinigung der Nieren beginnen, sollten Sie folgende Schritte unternehmen:
• Der Säuberung sollte eine vollständige Darm- und Leberreinigung vorangehen.
• Überstürzen Sie die Säuberung nicht. Haben Sie längere Zeit mit verunreinigten Nieren gelebt, so wird dies auch noch weiter möglich sein. Währenddessen lassen Sie von einem Arzt untersuchen, ob und welche Nierensteine Sie haben.
• Werden bei Ihnen Steine festgestellt, sollten Sie zunächst Ihre Ernährung entsprechend der Nierensteinzusammensetzung umstellen (siehe unten) und reichlich Flüssigkeit trinken.

Bewegung hilft

Die Reinigung der Nieren wird durch Bewegung unterstützt. Während des Trinkens von säubernden Säften oder Auszügen aus Kräutern ist es deswegen empfehlenswert, Körperübungen zu machen. Diese begünstigen das Aufspalten der sich auflösenden

Steinchen und ihr Ausscheiden aus den Nieren in Form von feinem Sand. Eine dieser Übungen heißt „Der hungrige Tiger stürzt sich auf sein Opfer“. Sie funktioniert wie folgt: Legen Sie sich auf den Bauch und heben Sie ruckartig beide Arme und beide Beine an.

Reinigen mit Pflanzenkraft

Die Nieren sollten gereinigt werden, wenn sie ihre höchste Aktivität haben, also in der Zeit zwischen 17 und 21 Uhr. Für die Reinigung eignen sich pflanzliche Mittel wie Hagebuttenwurzeln und Fichtennadelöl. Einige besonders wirksame Anwendungsformen stelle ich im Folgenden vor.
Eine sehr gebräuchliche Methode der Nierenreinigung spare ich dabei bewusst aus, und zwar die Säuberung mit Hilfe von frischem oder altem Urin. Insbesondere bei kranken Menschen enthält er zu viele Parasiten, Mikroben und sonstige Abfallstoffe, die der Körper über die Harnwege ausleitet. Ich halte diese Behandlungsweise deswegen für nicht wirksam, ja sogar für kontraproduktiv.

Wassermelonen

Die Reinigungsmethode mit dem Fruchtfleisch von Wassermelonen hilft vor allem gegen Harnsäuresteine. Sie beginnt mit einer Vorbereitungsphase. Diese besteht darin, sich eine Woche lang ausschließlich von großen, reifen Wassermelonen zu ernähren. Sollte in dieser Zeit der Wunsch nach „etwas Ordentlichem“ unerträglich werden, können Sie Weißbrot essen – ohne Hefe zubereitet und mit weicher Kruste. Unmittelbar vor der Nierenreinigung ist auf den Verzehr von Brot allerdings vollständig zu verzichten.
Die eigentliche Reinigung beginnt morgens mit einem Essig-Knoblauch-Einlauf (Zubereitung: 200 Milliliter Wasser plus ein Esslöffel Knoblauchauszug auf dreiprozentigem Apfelessig). Anschließend kann ein Einlauf aus zwei Liter klarem Wasser und einem Esslöffel Apfelessig gemacht werden.
Ungefähr um 18 Uhr sollten Sie zwei bis drei Stunden lang ein warmes Bad nehmen – währenddessen verzehren Sie ohne Unterbrechung das saftige Fruchtfleisch von Wassermelonen. Das Badewasser unterstützt die reinigende Wirkung der Melonen, indem es den

Körper wärmt, was zur Ausdehnung der Flüssigkeiten im Organismus führt. Dadurch erweitern sich die Blut- und Lymphgefäße sowie die Harnausscheidungswege. Dies wiederum hat eine vergrößerte Aktivität der Harnausscheidungsorgane zur Folge. Dadurch können Steine mit weniger Schmerzen aus dem Körper ausgeschieden werden.
Es ist zu empfehlen, die Nieren im Laufe eines Sommers mindestens zwei- bis dreimal auf die hier beschriebene Weise mit Wassermelonen zu säubern. Ein Jahr später kann die Reinigung wiederholt werden.

Hagebuttenwurzel
Die Nierenreinigung mit einem Absud aus Hagebuttenwurzeln kann zu jeder Jahreszeit erfolgen. Sie ist hilfreich bei Harnsäure- und Phosphatsteinen, nicht jedoch bei Oxalatsteinen. Hagebuttenabsud wird wie folgt zubereitet: Mischen Sie zwei Esslöffel fein geschnittene Wurzeln und 200 Milliliter sauberes, kaltes Wasser. Erhitzen Sie das Ganze und lassen Sie es bei schwacher Hitze 15 Minuten lang kochen. Gießen Sie den Absud danach durch ein Sieb. Trinken Sie davon zwei Wochen lang jeweils ein drittel Glas täglich.

Gemüsesaftmischung
Der amerikanische Arzt für Naturheilkunde, Norman Walker, empfiehlt für die Nierenreinigung eine Mischung aus Möhren-, Rote-Bete- und Gurken-Saft im Volumenverhältnis von 10:3:3. Die Mixtur hilft gegen verschiedene Steintypen – besonders wirksam ist sie bei Harnsäure- und Phophatsteinen. Als Mittel gegen Oxalatsteine eignet sie sich allerdings nicht, da rote Bete selbst Oxalate enthält.
Angewendet wird die Saftmischung wie folgt: Trinken Sie davon fünf bis sechs Gläser über den Tag verteilt. Es wird empfohlen, zwischendurch in gleichen Mengen abgekochtes Wasser zu trinken, sodass die gesamte tägliche Flüssigkeitszufuhr zweieinhalb bis drei Liter beträgt. Nehmen Sie den Saft mindestens zwei Wochen lang ein. Parallel dazu sollten Sie eine Diät halten, die abhängig vom Charakter der Steine ist (siehe unten).

Ich persönlich finde es hilfreich, unmittelbar vor der Reinigung den Darm mit Einläufen zu spülen und ein bis drei Tage vor der Saftkur eine Nulldiät einzuhalten. Alternativ können Sie in den ersten drei Tagen der Reinigung auch eine Fastenkur nur mit Saftmischungen und Wasser machen.

Fichtennadelöl

Eine Säuberung der Nieren mit Fichtennadelöl kann insbesondere gegen Phosphat- und Karbonatsteine eingesetzt werden. Der Reinigung mit dem Öl geht eine Vorbereitungsphase voraus. Dafür wird zunächst eine Teemischung hergestellt, die aus harntreibenden, getrockneten und zerkleinerten Kräutern wie Minze, Melisse, Salbei, Mutterkorn (Achtung: in höheren Dosierungen sehr giftig!) und Hagebutten besteht. Nehmen Sie von jeder Zutat 30 Gramm. Auf zwei Glas kochendes Wasser kommt ein Esslöffel Teemischung – das entspricht der Tagesdosis. Die Kräutermixtur wird wie Schwarztee angebrüht, also so lange, bis das Getränk eine dunkle Farbe angenommen hat. Verschließen Sie den Tee danach, lassen Sie ihn abkühlen und seihen Sie ihn anschließend ab. Trinken Sie eine Woche lang vor den Mahlzeiten je ein halbes Glas Tee, und zwar warm und mit einem Esslöffel Honig vermischt.

Nachdem Sie die Vorbereitungsphase abgeschlossen haben, können Sie zur Reinigung übergehen. Hierzu geben Sie auf 100 Milliliter Kräutertee – wie oben beschrieben zubereitet – fünf Tropfen Fichtennadelöl und rühren das Ganze sorgfältig um. Diese Mischung wird fünf Tage lang jeweils 30 Minuten vor den Mahlzeiten getrunken.

Nach zwei Wochen kann die gesamte Reinigungsprozedur inklusive Vorbereitung erneut durchgeführt werden. Wie oft sie insgesamt wiederholt werden muss, hängt vom Erfolg der Anwendungen ab.

Gennadij Malachow, der diese Methode der Nierenreinigung empfiehlt, regt an, den Tee mit einem Trinkhalm zu trinken, damit die Zähne nicht geschädigt werden. Das reicht meiner Meinung nach allerdings nicht aus, um die Zähne ausreichend zu schützen. Um das zu begründen, muss ich etwas weiter ausholen: Die Kräuter, aus denen der Tee zusammengesetzt ist, wirken entzündungshemmend (Salbei, Melisse) sowie gegen Bakterien (Bergminze, Salbei, Mutterkorn, Fichtelnadelöl), Würmer (Mutterkorn) und Parasiten (Fichtelnadelöl). Außerdem stärken sie die Abwehrkräfte (Mutterkorn, Hagebutte). Die Mischung richtet sich also auch gegen Parasiten wie die Mundhöhlen-Trichomonaden. Trinken wir den Kräutertee, wollen die Trichomonaden der Immunabwehr entkommen und wandern samt der sie begleitenden Bakterien aus dem Zahnfleisch auf die Zahnoberfläche und schädigen den Zahnschmelz. Der Trinkhalm ändert daran wenig. Deswegen müssen die Zähne zusätzlich geschützt werden. Dies geschieht, indem Sie diese vor dem Schlafengehen mit ätzendem Speisesoda einreiben, morgens auf nüchternen Magen eine reinigende Ölkur machen und die Zähne nach dem Putzen mit Kochsalz und Sonnenblumenöl massieren (siehe Kapitel 2).

Harnsteine sanft auflösen und ausscheiden

Neben den oben erwähnten sehr gebräuchlichen Methoden der Nierenreinigung unterstützen auch die folgenden pflanzlichen Mittel die Auflösung bzw. Verkleinerung von Nierensteinen und fördern deren Ausscheidung.

Mit Rettich und Wildrosenfrüchten gegen Harnsäure- und Oxalatsteine

Schwarzer Rettich: Trinken Sie regelmäßig Rettichsaft. Er treibt die Ausscheidung von Harnsäuresteinen voran, wirkt gegen Bakterien und besitzt gallen- und harntreibende Eigenschaften.

Wildrose: Die fleischigen Hagebutten (Früchte) der Wildrose wirken gallentreibend, harntreibend und entzündungshemmend. Sie werden bei Magen- und Zwölffingerdarmgeschwüren, bei Avitaminose (Fehlen eines Vitamins im Körper), Arteriosklerose, Anämie und bei Harnsteinkrankheiten eingesetzt. Der Tee der Wildrosenfrüchte hilft gegen Harnsäure- und Oxalatsteine. Er wird wie folgt zubereitet: Übergießen Sie einen Esslöffel trockene, fein gehackte Früchte mit einem Glas heißem Wasser. Das Ganze bleibt zugedeckt zehn Minuten im Wasserbad stehen, muss danach 30 Minuten ziehen und wird dann abgeseiht. Der Tee darf in einem dicht verschlossenen Behälter höchstens 48 Stunden lang aufbewahrt werden. Anwendung: Trinken Sie zwei- bis dreimal pro Tag jeweils nach den Mahlzeiten ein drittel bis ein halbes Glas Hagebuttentee.

Kräutermischungen gegen Harnsteine

- ***30 g Wurzeln der Blutwurz***
- ***40 g Breitwegerichblätter***
- ***30 g Ackerschachtelhalmkraut***

Die zerkleinerten Kräuter werden sorgfältig gemischt. Ein Teelöffel davon wird mit einem Glas kochendem Wasser aufgebrüht und zieht anschließend eine Stunde lang in einer Thermoskanne. Danach abseihen.
Anwendung: Trinken Sie abends vor dem Schlafengehen etwa 130 bis 160 Milliliter von der Kräutermischung. Der Tee ist für Menschen mit Harnsäuresteinen empfehlenswert.

- ***20 g Maisgriffel***
- ***20 g Bärentraubenblätter***
- ***20 g Bohnenhülsen***

Die zerkleinerten Komponenten werden sorgfältig gemischt. Anschließend werden 40 Gramm Kräutermischung mit einem Liter heißem Wasser übergossen und 15 Minuten in einem Wasserbad erhitzt. Anschließend sollte der Tee 30 Minuten ziehen. Danach abseihen.
Anwendung: Trinken Sie die Teemischung in sechs Dosen (à 170 Milliliter). Die Kräutermixtur ist für Menschen mit Oxalatsteinen geeignet.

- ***50 g Leinsamen***
- ***20 g Salbeiblätter***
- ***20 g Preiselbeerblätter***

Mischen Sie die zerkleinerten Zutaten sorgfältig. Danach werden zwei Esslöffel Kräutermischung mit einem halben Liter heißem, abgekochtem Wasser übergossen. Das Ganze muss zehn Minuten bei schwacher Hitze kochen – danach auf 70 °C abkühlen lassen und in eine Thermoskanne füllen.

Anwendung: Trinken Sie 150 bis 200 Milliliter warme Kräutermischung zwei- bis dreimal pro Tag jeweils 30 Minuten vor den Mahlzeiten. Unmittelbar vor der Einnahme wird der Absud mit einem Teelöffel Honig abgeschmeckt. Die Mixtur eignet sich zur Anwendung bei Phosphatsteinen.

Pflanzliche Mittel mit krampflösender und harntreibender Wirkung

Pflanzen, die krampflösend und harntreibend wirken, sind hilfreich bei Beschwerden mit Nierensteinen und beugen der Neubildung von Steinen vor. Einige von ihnen können auch erfolgreich gegen Nierenkoliken eingesetzt werden.
Berücksichtigen Sie bitte, dass bei der Behandlung mit harntreibenden Kräutern neben den unnötigen Salzen, aus denen sich Harnsteine bilden, auch nützliche Mineralstoffe wie Kalium vermehrt aus dem Organismus gespült werden. Der entstehende Mangel sollte mit Hilfe von mineralstoffreichen Nahrungsmitteln behoben werden. Besonders kaliumreich sind beispielsweise Johannisbeeren, Aprikosen, Süßkirschen, Äpfel, Bananen, Möhren, Tomaten, Erbsen, gebackene Kartoffeln, Fleisch und Milch.

Ackerschachtelhalm: Die Pflanze wirkt gegen Bakterien und Würmer und weist harntreibende sowie entzündungshemmende Eigenschaften auf. Empfehlenswert ist Ackerschachtelhalm-Tee bei Harnsäure- und Oxalatsteinen. Zudem fördert die Pflanze die Auflösung von Cholesterinsteinen und deren Ausscheidung. Tee bereiten Sie zu, indem Sie zwei Esslöffel fein gehacktes Kraut mit zwei Glas heißem, abgekochtem Wasser übergießen. Die Mischung wird nun eine halbe Stunde lang im Wasserbad warm gehalten, muss danach abkühlen und wird dann abgeseiht.
Anwendung: Trinken Sie den Tee dreimal täglich immer eine Stunde nach dem Essen in Dosen von je 100 Millilitern.

Variante bei Koliken: Gegen Koliken angewendet wird Ackerschachtelhalm-Tee aus fünf Esslöffeln fein gehacktem Kraut hergestellt, das mit einem Liter kochendem Wasser aufgegossen und zehn Minuten lang bei schwacher Hitze warm gehalten wird. Danach muss der Tee zugedeckt ziehen.
Anwendung: Sobald Koliken auftreten, wird ein Glas Tee gefiltert und schluckweise getrunken. Die restliche Menge wird in Dosen von je 100 Millilitern nach jeder Blasenentleerung eingenommen.

Bärentraube: Die echte Bärentraube wird zur Behandlung von Erkrankungen der Harnblase und der Harnausscheidungsorgane sowie bei Harnsteinkrankheiten eingesetzt. Die Pflanze besitzt harntreibende, antibakterielle und entzündungshemmende Eigenschaften. Bärentraubenblätter-Tee hilft gegen Harnsäure- und Oxalatsteine. Den Tee bereiten Sie wie folgt zu: Zwei Esslöffel fein geschnittene Blätter werden mit zwei Glas heißem, abgekochtem Wasser aufgegossen und zehn Minuten lang in einem emaillierten Becher mit Deckel im Wasserbad erwärmt. Lassen Sie den Tee anschließend im Wasserbad eine Stunde lang ziehen und seihen Sie ihn dann ab.
Anwendung: In Dosen von 100 Millilitern wird der Bärentrauben-Absud drei- bis viermal täglich jeweils 30 Minuten nach dem Essen getrunken.

Variante bei Koliken: Bärentraubenblätter-Tee gegen Nierenkoliken wird hergestellt, indem fünf Esslöffel fein geschnittene Blätter mit einem Liter kochendem Wasser aufgebrüht werden. Die Mischung muss nun 15 Minuten lang bei schwacher Hitze kochen und danach ziehen.
Anwendung: Bei Koliken trinken Sie schluckweise ein Drittel von dem noch nicht abgekühlten und gefilterten Tee. Der Rest wird in Dosen von je 100 Millilitern nach jeder Blasenentleerung getrunken.

Quecke: Queckenwurzeln werden bei Gallen- und Harnsteinkrankheiten eingesetzt. Sie wirken harntreibend sowie entzündungshemmend und helfen insbesondere bei Harnsäuresteinen. Einen Tee stellen Sie her, indem Sie zwei Esslöffel zerkleinerte Queckenwurzeln mit einem Glas heißem, abgekochtem Wasser aufgießen. Das Ganze wird zehn Minuten bei schwacher Hitze warm gehalten. Danach abseihen.
Anwendung: Trinken Sie dreimal pro Tag jeweils ein drittel Glas Queckenwurzel-Tee.

Variante bei Koliken: Gegen Nierenkoliken hilft ebenfalls Tee aus Queckenwurzeln. Er wird wie folgt zubereitet: Sieben Esslöffel zer-

kleinerte Queckenwurzeln werden mit einem Liter heißem, abgekochtem Wasser übergossen. Die Mischung wird nun fünf Minuten lang bei schwacher Hitze heiß gehalten, danach auf 70 °C abgekühlt und in eine Thermoskanne umgefüllt. Anschließend muss sie ein bis zwei Stunden lang ziehen.
Anwendung: Treten Koliken auf, trinken Sie ein Drittel des gefilterten Aufgusses schluckweise. Der restliche Tee wird in Dosen von je 100 Millilitern nach jeder Blasenentleerung getrunken.

Preiselbeere: Preiselbeerblätter werden eingesetzt bei Harnsteinkrankheiten, bei Blasen- oder Nierenbeckenentzündungen und bei Magenschleimhautentzündungen, die mit einem geringen Gehalt an Magensäure einhergehen. Die Anwendung der Blätter ist bei Harnsäure- und Oxalatsteinen zu empfehlen. Bereiten Sie einen Tee zu, indem Sie einen bis zwei Esslöffel fein geschnittene Blätter mit zwei Glas heißem Wasser übergießen. Die Mischung wird 15 Minuten lang in einem emaillierten Gefäß im Wasserbad heiß gehalten, dann bei Zimmertemperatur abgekühlt. Nach dem Abseihen wird der Tee mit Wasser auf das ursprüngliche Volumen aufgefüllt.
Anwendung: Trinken Sie drei- bis viermal täglich vor den Mahlzeiten jeweils ein viertel Glas Preiselbeerblätter-Tee.

Variante bei Koliken: Hierfür wird die Teekonzentration erhöht. Übergießen Sie acht Esslöffel fein gehackte Blätter mit einem Liter heißem, abgekochtem Wasser, lassen Sie das Ganze fünf bis zehn Minuten bei schwacher Hitze kochen und dann auf 70 °C abkühlen. Danach füllen Sie die Mischung zum Ziehen in eine Thermoskanne.
Anwendung: Treten Koliken auf, filtern Sie ein Drittel der Teemenge und trinken diesen schluckweise. Der Rest wird in Portionen von einem halben bis einem Glas nach jeder Blasenentleerung getrunken.

Schwarze Johannisbeere: Die Blätter haben eine harntreibende, entzündungshemmende, antibakterielle und leicht abführende Wirkung. Sie werden bei Entzündungen der Nieren und der Harnausscheidungswege angewendet und sind hilfreich bei Harnsäurestei-

nen. Johannisbeerblätter-Tee wird wie folgt zubereitet: Übergießen Sie zwei Esslöffel fein gehackte Blätter mit einem halben Liter heißem, abgekochtem Wasser. Lassen Sie das Ganze drei Minuten bei schwacher Hitze kochen und anschließend drei Stunden lang ziehen.
Anwendung: Trinken Sie je 100 Milliliter Tee viermal pro Tag vor den Mahlzeiten.

Variante bei Koliken: Einen Tee gegen Nierenkoliken bereiten Sie zu, indem Sie fünf Esslöffel zerkleinerte Blätter der Johannisbeere mit einem Liter kochendem Wasser aufbrühen. Lassen Sie das Ganze dann fünf Minuten lang zugedeckt ziehen und halten Sie die Mischung anschließend in einer Thermoskanne warm.
Anwendung: Sobald Koliken auftreten, wird ein Drittel des heißen Tees gefiltert und schluckweise getrunken. Der restliche Tee wird in Dosen von je 100 Millilitern nach jeder Blasenentleerung eingenommen.

Hafer: Eine Haferbrühe aus reifen Körnern hat eine harntreibende Wirkung und hilft bei Harnsteinkrankheiten. Die Brühe wird wie folgt zubereitet: Fünf Esslöffel Körner werden mit einem Liter heißem, abgekochtem Wasser aufgegossen und 30 Minuten bei schwacher Hitze gekocht. Das Ganze danach ziehen lassen, bis es abgekühlt ist, und abseihen.
Anwendung: Trinken Sie je 100 bis 150 Milliliter Haferbrühe dreimal pro Tag vor den Mahlzeiten.
Anwendung bei Koliken: Treten Koliken auf, wird ein Drittel der gesamten Haferbrühe heiß und schluckweise getrunken. Die restliche Brühe wird in Dosen von je 100 Millilitern nach jeder Blasenentleerung eingenommen.

Birke: Birkenknospen besitzen eine mäßig gallentreibende und entblähende Wirkung. Sie sind außerdem ein gutes harntreibendes Mittel und in diesem Zusammenhang insbesondere bei Ödemen wirksam, die durch Nieren- oder Herz-Kreislauf-Probleme bedingt sind. Die folgende Anwendung ist bei Harnsäure- und Oxalatsteinen zu empfehlen. Für eine Brühe werden 200 Milliliter Wasser auf 30

Knospen, für einen Aufguss 100 Milliliter kochendes Wasser auf einen Teelöffel mit fein geschnittenen Knospen gegeben. Das Ganze sollte zugedeckt 30 Minuten lang ziehen. Danach abseihen.
Anwendung: Nehmen Sie drei- bis viermal pro Tag je zwei bis drei Esslöffel Brühe oder Aufguss vor den Mahlzeiten.

Variante bei Koliken: Gegen Koliken wird ein Aufguss aus fünf Esslöffeln mit zerkleinerten Birkenknospen hergestellt, die mit einem Liter heißem, abgekochtem Wasser übergossen werden. Halten Sie das Ganze zehn Minuten lang bei schwacher Hitze warm. Danach wird die Mischung auf 70 °C abgekühlt und anschließend zum Ziehen in eine Thermoskanne umgefüllt.
Anwendung: Treten Koliken auf, wird ein Drittel des Absuds abgeseiht und schluckweise getrunken. Die restliche Menge wird in Dosen von je 100 Millilitern nach jeder Blasenentleerung eingenommen.

Bohnen: Die Hülsenfrüchte haben eine entwässernde Wirkung bei Ödemen, die auf Nieren- oder Herz-Kreislauf-Probleme zurückzuführen sind. Gegen Steine in der Gallenblase oder den Nieren können zum Beispiel grüne Bohnen eingesetzt werden. Hierzu gießen Sie in einem Kochtopf 40 Bohnenhülsen mit zwei Liter Wasser auf, bringen das Ganze zum Kochen, lassen es bei schwacher Hitze 20 Minuten auf dem Herd stehen und seihen es danach ab. Die so zubereitete Menge reicht einen Tag lang.
Anwendung: Trinken Sie den Bohnenhülsenauszug über den Tag verteilt. Die Dauer der Einnahme beträgt zwei bis vier Wochen.

Schöllkraut: Das Kraut wird als harntreibendes, gallentreibendes und schmerzlinderndes Mittel angewendet, und zwar bei Entzündungen der Gallenblase und der Gallengänge sowie zur Krampflösung im Magen-Darm-Trakt und in der Gallenblase. Schöllkrauttee ist empfehlenswert bei Harnsäuresteinen. Die Zubereitung geschieht wie folgt: Übergießen Sie einen Esslöffel fein gehacktes Kraut mit einem Glas heißem, abgekochtem Wasser und halten Sie die Mischung bei schwacher Hitze 15 Minuten lang warm. Danach

nehmen Sie das Ganze vom Herd und lassen es eine Stunde lang ziehen – anschließend filtern und den Filter gründlich ausdrücken.
Anwendung: Nehmen Sie dreimal täglich je zwei Esslöffel Schöllkrauttee 15 Minuten vor den Mahlzeiten ein. Die Anwendung dauert drei bis fünf Tage.

Kürbis: Kürbisstiele wirken harntreibend. Der Absud ist bei Harnsäuresteinen empfehlenswert und wird bei Nieren- und Herz-Kreislauf-Erkrankungen mit Ödemen sowie bei Bluthochdruck und Stoffwechselstörungen angewendet. So bereiten Sie den Absud zu: Zerbröseln Sie ein bis zwei getrocknete Stiele, gießen Sie diese mit einem Glas Wasser auf und lassen Sie die Mischung 15 Minuten lang zugedeckt kochen.
Anwendung: Trinken Sie die Flüssigkeit gefiltert über den Tag verteilt.

Meerrettich: Diese „reizende“ und schmackhafte Zutat von Fleischspeisen weist antibakterielle Eigenschaften auf. Sie wird überdies als harntreibendes Mittel bei Aszites (Bauchwassersucht) sowie zur Linderung von entzündlichen Ödemen eingesetzt. So bereiten Sie den Meerrettich zu: Ein Esslöffel geriebener Meerrettich wird einem Glas frisch aufgekochter Milch hinzugefügt – das Ganze wird dicht verschlossen für fünf bis zehn Minuten in ein warmes Wasserbad gestellt und danach abgeseiht.
Anwendung: Verzehren Sie die Meerrettich-Milch langsam und schluckweise über den Tag verteilt. Die Behandlung erfolgt in Zyklen: Auf jeweils zwei Wochen dauernde tägliche Anwendungen folgen ein bis zwei Wochen lange Pausen.

Brennnessel: Die Pflanze hat eine harntreibende Wirkung. Sie kann bei Nierensteinen ebenso wie bei Bauchwassersucht und Verdauungsstörungen eingesetzt werden. Das Trinken von Brennnesseltee ist bei Harnsäure- und Oxalatsteinen zu empfehlen. Der Tee wird wie folgt zubereitet: Brühen Sie zwei Teelöffel zerkleinerte, frische oder trockene Blätter (Wurzeln können ebenfalls verwendet werden) mit einem Glas kochendem Wasser auf. Stellen Sie die Mischung gut verschlossen an einen warmen Ort – zum Beispiel in

einen größeren Behälter mit warmem Wasser. Lassen Sie das Ganze 30 Minuten lang ziehen. Dann abseihen.
Anwendung: Nehmen Sie dreimal täglich vor den Mahlzeiten je einen bis zwei Esslöffel Brennnesseltee ein.

Kneipp hilft: Wasserkuren gegen Harnsteine

Der deutsche Heilkundige Sebastian Kneipp ist bekannt geworden, weil er das Lebenselixier Wasser zur Heilung von akuten und chronischen Krankheiten, zur Steigerung des körperlichen Wohlbefindens und zur Krankheitsvorbeugung und -regeneration erfolgreich eingesetzt hat. Mit Hilfe der von ihm entwickelten Wasserkuren lassen sich auch größere wie kleinere Harnsteine behandeln.

Steine und Sand im Harn
Bei Symptomen wie starken Schmerzen in der Nierengegend eignen sich nach Kneipp Wannenbäder aus Haferstrohbrühe – alternativ können auch Ackerschachtelhalm oder Riedgras verwendet werden. Die Brühe wird wie folgt zubereitet: Geben Sie ein ordentliches Bündel Haferstroh in einen Kochtopf. Füllen Sie diesen mit kaltem Wasser auf und lassen Sie das Ganze eine halbe Stunde lang kochen. Danach werden Stroh und Flüssigkeit in eine Badewanne mit warmem Wasser geschüttet und mit kaltem oder heißem Wasser ergänzt, bis die erforderliche Wassertemperatur von 39 °C erreicht ist. Baden Sie insgesamt eine Stunde lang in der Haferbrühe. Danach duschen Sie sich mit frischem Wasser ab, um Schwächeanfälle zu vermeiden.
Die Bäder sollten dreimal wöchentlich erfolgen. Darüber hinaus ist es ratsam auf die schmerzenden Stellen regelmäßig feuchte Kompressen zu legen. So wird die Auflösung von Harnsteinen in der Blase und den Nieren sowie deren Ausscheidung gefördert.
Parallel zu diesen Anwendungen trinken Sie täglich zwei Tassen Haferbrühe (Zubereitung: Kapitel 5/„Pflanzliche Mittel mit krampflösender und harntreibender Wirkung“). Noch besser wirkt ein Aufguss aus Haferstroh – er wird genauso zubereitet wie die Brühe für das Wannenbad. Die Anwendungen dauern zwei bis drei

Wochen. In den darauf folgenden Wochen reichen ein bis zwei Bäder und eine Tasse Haferbrühe täglich aus.
Neben Hafer sind auch Aufgüsse mit Ackerschachtelhalm empfehlenswert. Hagebuttentee eignet sich ebenso – er sollte unbedingt über einen längeren Zeitraum eingenommen werden, weil er der Neubildung von Steinen vorbeugt.

Größere Harnsteine
Hat sich ein größerer Stein in der Harnblase gebildet, der aus ärztlicher Sicht operativ entfernt werden müsste, oder treten Symptome wie starke Schmerzen in den Nieren und Ausbleiben des Wasserlassens auf, schlägt Kneipp folgende Vorgehensweise vor: Morgens, mittags und abends werden 15-minütige warme Sitzbäder mit Ackerschachtelhalm-Aufguss gemacht. Zudem wird empfohlen, vor jedem Bad zusätzlich eine Tasse Tee aus Ackerschachtelhalmkraut zu trinken.
Den Aufguss stellen Sie wie folgt her: Das Kraut des Ackerschachtelhalms wird in einem Topf mit kochend heißem Wasser überbrüht (etwa 150 Gramm Kraut auf fünf Liter Wasser) und zwanzig bis dreißig Minuten erhitzt, dann auf 24 bis 26 °C abgekühlt und inklusive Kraut in eine Sitzwanne geschüttet. Den Tee bereiten Sie nach der in Kapitel 5/„Pflanzliche Mittel mit krampflösender und harntreibender Wirkung" beschriebenen Rezeptur zu.

Essen und trinken Sie sich gesund

Unser Essen und unsere Trinkgewohnheiten bestimmen mit, ob sich Harn- bzw. Nierensteine in unserem Körper bilden. Wie sollte nun eine Ernährung aussehen, mit der wir der Entstehung der Steine vorbeugen oder das Wachstum bereits existierender Konkremente eindämmen können? Generell gilt: Lebensmittel mit tierischem Eiweiß sollten in der ersten Tageshälfte und Gemüse sowie kohlenhydrathaltige Speisen ab dem Nachmittag verzehrt werden. Zudem ist es wichtig, mindestens zwei Liter Flüssigkeit am Tag zu trinken. Wer sich intensiv sportlich betätigt, braucht sogar noch mehr.

Im Folgenden werden Nahrungsmittel und Kräutertees vorgestellt, die nicht nur die Bildung bestimmter Steine zum Stillstand bringen, sondern auch deren Auflösung und anschließende Ausscheidung fördern. Stellen Sie sich Ihren ganz persönlichen Ernährungsplan daraus zusammen.

Harnsäuresteine – auf Purine verzichten

Purine werden beim Menschen zu Harnsäure abgebaut und über die Nieren ausgeschieden. Wer die Bildung von Harnsäuresteinen verhindern will, muss deswegen unbedingt auf den Verzehr von purinreichen Lebensmitteln verzichten. Purine sind insbesondere in Innereien von Tieren und im Eigelb enthalten, aber auch Fisch, Fleisch und Geflügel sowie Hülsenfrüchte weisen diese Substanz in der Regel in hoher Konzentration auf. Bei einer erhöhten Neigung zur Bildung von Harnsäuresteinen und während einer Nierenreinigung sollte auf den Konsum von scharfen oder sauren Lebensmitteln verzichtet werden. Das gilt auch für saures Obst. Außerdem sind Nahrungsmittel mit einem hohen Gehalt an pflanzlichem Eiweiß zu meiden. Dazu gehören Rosenkohl, Sauerampfer, Sellerie, Spargel und Spinat. Kaffee, Kakao, fette Fleisch- und Fischbrühen, Saucen und Pilzsuppen sollten ebenfalls nur eingeschränkt konsumiert werden.

Um ein Wachstum von bereits bestehenden Harnsäuresteinen auszuschließen, empfiehlt sich eine Diät aus Milch- und pflanzlichen Produkten. Dazu eignen sich insbesondere frische Dickmilch, Quark, Vollmilch und Tee mit Milch. Zudem sollte ein großer Teil der täglichen Nahrung aus folgenden Speisen und Zutaten bestehen: Gemüsesuppen, mit Oliven- oder raffiniertem Sonnenblumenöl gedünstetes Gemüse, mit Sauerrahm angerührte Salate, in Wasser gekochte und mit Pflanzenöl beträufelte Breie sowie Teigwaren, Gartenkräuter, Meereskohl und süßes Obst. Leckere Birken-, Gurken-, Kürbis-, Obst- und andere Säfte sowie säurearmes Mineralwasser dürfen ebenfalls nicht auf dem Speiseplan fehlen. Im Rahmen der Diät sind auch Obstkompotte, Marmeladen und Gelees erlaubt – ebenso wie der regelmäßige Verzehr von magerem Fleisch, Geflügel sowie Fisch, und zwar in gekochter Form.

Empfehlenswerte Kräutertees
Regelmäßig getrunken unterstützen folgende Kräutertees die Auflösung von Harnsäuresteinen.

Birkenblättertee: Der Tee wird bei entzündlichen Nieren- und Blasenerkrankungen empfohlen. Er wirkt gallen- und harntreibend, fördert die Ausscheidung von Harnsäure und verhindert so die Bildung von Harnsäuresteinen. Birkenblättertee wird wie folgt zubereitet: Drei bis vier Gramm fein gehackte Blätter werden mit 250 Milliliter heißem Wasser aufgebrüht. Das Ganze muss zehn Minuten lang bei schwacher Hitze kochen. Danach ziehen lassen und durch ein Teesieb gießen.
Anwendung: Trinken Sie dreimal täglich je ein viertel Glas Tee zu den Mahlzeiten.

Bärentraubenblätter-Tee: Zubereitung und Anwendung wird in Kapitel5/„Pflanzliche Mittel mit krampflösender und harntreibender Wirkung“ beschrieben.

Maishaarabsud: Der Tee oder Absud wird bei entzündlichen Nieren- oder Harnwegserkrankungen sowie bei durch Herz-Kreislauf-Krankheiten bedingten Ödemen empfohlen. Wie Sie den Tee zubereiten, erfahren Sie in Kapitel 4/„Zur Steigerung der Gallenabsonderung“. Einen noch stärkeren Heilungseffekt erzielen Sie mit einem Maishaarabsud. Dazu werden zwei Esslöffel Maisgriffel in einem emaillierten Gefäß mit einem Glas heißem, abgekochtem Wasser übergossen. Das Ganze wird mit einem Deckel verschlossen und in einem sprudelnden Wasserbad 30 Minuten lang erhitzt. Danach sollte die Mischung zehn Minuten abkühlen. Der Absud wird dann abgeseiht (das Kraut im Filter fest ausdrücken!) und mit abgekochtem Wasser auf ein Volumen von insgesamt 200 Millilitern aufgefüllt.
Anwendung: Nehmen Sie im Abstand von drei bis vier Stunden je einen bis drei Esslöffel Absud ein.

Absud aus Gartenpetersilie: Das Getränk wirkt krampflösend und gegen Krankheitskeime, ist harn- und gallentreibend und unterstützt das Hinausspülen von Schadstoffen aus den Harnwegen. Der Absud wird wie folgt hergestellt: Ein Esslöffel einer Mischung aus fein gehackten Petersiliensamen, -stängeln, -blättern und/oder -wurzeln wird mit 200 Milliliter heißem, abgekochtem Wasser aufgebrüht. Das Ganze sollte 30 bis 40 Minuten lang bei schwacher Hitze kochen, dann abkühlen und durch einen dichten Filter (drei Mullschichten) abgeseiht werden. Zum Schluss wird der Absud mit abgekochtem Wasser auf das ursprüngliche Volumen aufgefüllt.
Anwendung: Nehmen Sie drei- bis viermal am Tag jeweils zwei Esslöffel Absud vor den Mahlzeiten.

Phosphatsteine – Fleisch und Süßigkeiten erlaubt

Wollen Sie sich von Phosphatsteinen befreien, sollten Sie Lebensmittel und Getränke verwenden, die eine Verschiebung des Säure-Basen-Gleichgewichts im Organismus in die saure Richtung bewirken. Denn ein basischer Urin begünstigt die Entstehung von Phosphatsteinen. Dementsprechend werden in den Ernährungsplan aufgenommen: Fleisch, Fisch und Geflügel sowie daraus zubereitete Brühen, Speck, Butter und nicht raffiniertes Pflanzenöl. Empfehlenswert sind auch Bohnen, Erbsen, Linsen, Rosenkohl, saure Beeren und Apfelsorten, Teigwaren ohne Milch und Süßigkeiten. Als Getränke eignen sich Hagebuttentee, Apfel- und Sauerkrautsaft, Kwaß (Brotbier), Säfte aus sauren Beeren und schwacher schwarzer Tee mit Sahne.
Menschen mit einer Neigung zur Phosphatsteinbildung sollten auf Lebensmittel, die Kalzium enthalten, verzichten. Außerdem sind Milchprodukte, Kartoffeln und andere Basen bildende Gemüsesorten, Obst, Gartenkräuter, Gewürze, scharfe Zutaten, Kaffee, starker schwarzer Tee und alkoholhaltige Getränke zu meiden.

Empfehlenswerte Kräutertees
Mit Hilfe von Tees aus den Wurzeln der großen Klette und Alantwurzeln kann die Auflösung von Phosphatsteinen unterstützt werden.

Wurzeln der großen Klette: Die Wurzeln der großen Klette verfügen über harn- sowie schweißtreibende Eigenschaften und helfen bei Harnstein- und Gallensteinleiden. Verwendet werden die Wurzeln von ein oder zwei Jahre alten Pflanzen. Geerntet wird im September/Oktober oder im Frühjahr – wichtig ist, dass die Pflanze keine Blätter treibt. Zunächst werden die Wurzeln von Erde befreit, in kaltem Wasser abgespült, in Teile geschnitten und anschließend an einem gut durchlüfteten, schattigen Ort oder im Backofen bei 50 bis 60 °C getrocknet. Die Brühe wird wie folgt zubereitet: zwei Esslöffel zerkleinerte, getrocknete Wurzeln mit zwei Glas heißem Wasser aufbrühen, 30 Minuten bei schwacher Hitze kochen (dabei mehrmals umrühren), zehn Minuten abkühlen lassen und abseihen.
Anwendung: Trinken Sie zwei- bis dreimal täglich zwischen den Mahlzeiten je ein halbes Glas warmen Klettenwurzeltee.

Alantwurzeln: Sie besitzen entzündungshemmende, gallentreibende und in eingeschränktem Maße auch harntreibende Eigenschaften. Alantwurzeln können einzeln angewendet oder in Kombination mit den Wurzeln der großen Klette eingenommen werden. Eine Brühe stellen Sie so her: Erwärmen Sie eine Mischung aus zwei Teelöffeln fein gehacktem Wurzelstock und zwei Glas heißem Wasser im Wasserbad 30 Minuten lang. Danach muss die Mischung abkühlen und wird gründlich abgeseiht.
Anwendung: Trinken Sie zwei- bis dreimal täglich ein halbes Glas warme Alantwurzelbrühe jeweils eine Stunde vor den Mahlzeiten.

Oxalatsteine mögen es sauer

Oxalatsteine bilden sich, wenn der pH-Wert des Harns zu sauer ist (weniger als 6,5) und sich zugleich zu viel Oxalat im Urin befindet. Um die Entstehung dieser Steine zu verhindern, muss die Ernährung ähnlich wie bei den Harnsäuresteinen geschildert auf Basen bildende Lebensmittel umgestellt werden. Dazu zählen Milchprodukte sowie gekochtes mageres Fleisch und Geflügel, gekochter Fisch, säurearme Obstsorten, Kartoffeln und Gemüse wie Möhren, Kohl (außer Rosenkohl) und Gurken. Außerdem ist ein reichlicher Konsum von Flüssigkeit zum Beispiel in Form von Gur-

kensaft, verschiedenen Beeren- und Obstsäften oder Früchtetees unerlässlich.
Nahrungsmittel, welche die Bildung von Oxalaten begünstigen, sollten auf keinen Fall verzehrt werden. Deswegen ist der Genuss folgender Lebensmittel nicht empfehlenswert: grünes Gemüse wie Rhabarber, Sauerampfer, Sellerie, Petersilie, Spargel und Spinat, grüne Salate sowie rote Bete, Rettich und Hülsenfrüchte. Außerdem ist von Fleisch- und Fischbrühen, Kaffee, Kakao und starkem schwarzem Tee abzuraten.

Empfehlenswerte Getränke

Eine Auflösung von Oxalatsteinen wird durch ***Moosbeerensaft*** und ***Preiselbeerblätter-Tee*** (Zubereitung und Anwendung: siehe Kapitel 5/„Pflanzliche Mittel mit krampflösender und harntreibender Wirkung") unterstützt.

Kapitel 6
Reinigung des Blutes und der Lymphe

Das Blut übernimmt in unserem Körper viele lebensnotwendige Aufgaben. Es bringt Sauerstoff und Nährstoffe in jeden Winkel unseres Organismus, es spielt bei der Immunabwehr eine große Rolle, hilft schädliche Stoffwechselprodukte abzutransportieren und ist an der Wärmeregulation beteiligt...
Die Lymphgefäße sind neben dem Blutkreislauf die wichtigsten Leitungsbahnen zum Transport von Nährstoffen und schädlichem Ballast. Zudem haben sie sich auf die Abwehr von Fremdkörpern und Krankheitserregern spezialisiert: Bei einer Infektion befinden sich in den Lymphknoten Heerscharen von Fresszellen und weißen Blutkörperchen, die der Immunabwehr dienen.
Leider sind Blut und Lymphe ebenso wenig rein wie der Darm, die Leber, die Gallenblase und die Nieren. Zahlreiche Bakterien, Parasiten und jede Menge Schadstoffe tummeln sich in unseren Lebensströmen.

Nicht nur Blut im Blut

Ich habe in den vergangenen Jahren zahlreiche Blutpräparate von kranken und vermeintlich gesunden Menschen unter dem Mikroskop betrachtet. Wirklich sauberes und gesundes Blut habe ich dabei nie gesehen. Vielmehr fand ich in allen Präparaten Trichomonaden – darunter runde zystenähnliche, große amöbenförmige, begeißelte und spindelförmige Arten sowie größere ovale Formen, die kurz vor ihrer Zerstörung standen. Außerdem stellte ich im Blut vieler Menschen Streptokokken (krankheitserregende Bakterien) fest, die einzeln oder als ganze Kolonien auftraten. Trichomonaden und Streptokokken verursachen im Blut die Bildung von Hohlräumen in roten Blutkörperchen, die dadurch in ihrer Funktion als Sauerstofftransporter massiv eingeschränkt sind.
Ziemlich häufig sah ich von Blutgefäßen abgerissene Lipidhäutchen (fettähnliche Gebilde, Cholesterinplättchen). Sie finden sich in der Regel auch im Blut von noch relativ gesunden Menschen oder sol-

chen, die sich in einer Heilbehandlung befinden, und entgegen der landläufigen Meinung nicht nur bei Liebhabern von fetten, cholesterinhaltigen Speisen. Denn: Die Lipidhäutchen entstehen nicht, weil der Körper überflüssiges Nahrungscholesterin ablagert, vielmehr gehen sie auf den Befall mit Trichomonaden zurück. Die in die Gefäßwände eingedrungenen Parasiten verstecken sich unter den Häutchen und schützen sich so vor den Abwehrzellen des menschlichen Körpers.
In manchen Blutpräparaten habe ich auch Candida-Pilze sowie Staphylokokken und andere Bakterien gefunden. Darüber hinaus wurden mit Hilfe eines Fluoreszenzmikroskops und anderer spezieller Verfahren neben den von mir diagnostizierten Mikroben und Parasiten weitere Bakterien (Chlamydien, Mykoplasmen, Ureaplasmen) und Viren (Zytomegalie-Viren, Herpes-Simplex-Viren) etc. in den Blutproben entdeckt.

All diese winzigen Organismen, die sich im Blut von fast jedem von uns befinden, sind in der Lage, den Körper enorm zu schädigen. Sie entziehen dem Blut Nährstoffe und zerstören die lebensnotwendigen roten Blutkörperchen. Außerdem vergiften sie mit ihren Ausscheidungen das Blut und machen es zähflüssiger. Dabei beeinträchtigen sie auch massiv die Funktion der weißen Blutkörperchen, der Abwehrpolizei unseres Körpers.

Geldrollenbildung zeigt Schäden an

In der Regel wird Blut dünnschichtig zwischen zwei Glasscheiben aufgebracht, bevor es unter dem Mikroskop untersucht wird. Dabei liegen die Blutzellen nicht über-, sondern nebeneinander und können dadurch sehr gut betrachtet und gezählt werden. Im Gegensatz dazu interessiere ich mich auch für Blutproben, die in dickeren Schichten aufgetragen werden. An ihnen kann ich erkennen, ob die roten Blutkörperchen „Geldrollen" bilden, indem sie sich dicht übereinander drängen – das geschieht bei Menschen, deren Blut mit Giften und freien Radikalen (äußerst aggressiven Molekülen) angereichert oder durch Parasiten versauert ist. Manchmal bilden die Blutkörperchen ganze Trosse, die zu einem spinnenartigen Netz verwickelt sind.

Diese Vorgänge passieren, weil die roten Blutkörperchen in schadstoffhaltiger Umgebung ihre negative Ladung verlieren. Nur gleich geladene Blutzellen können sich voneinander abstoßen, ungeladene kleben zusammen. Dadurch wird das Blut zäher und der Blutfluss durch die Kapillaren – das sind winzige Blutgefäße, die sämtliche Gewebebereiche unseres Körpers durchdringen – wird erschwert. Demzufolge verschlechtert sich die Nähr- und Sauerstoffversorgung der Zellen ebenso wie die Fähigkeit, unnötige, teilweise gesundheitsschädliche Stoffwechselprodukte auszuscheiden. All das schwächt den Organismus Mensch. Besonders problematisch ist, dass dabei das Potenzial des Blutes, Krebszellen zu zerstören, abnimmt und die Widerstandsfähigkeit des Körpers gegen Trichomonaden und Mikroben und damit auch gegen Krebs und andere unheilbare Krankheiten sinkt.

Sauberes Blut - gesunder Mensch

In diesem Kapitel stelle ich lediglich Möglichkeiten der Blutreinigung vor – die Bekämpfung der Blutparasiten selbst, die mit Hilfe von Medikamenten erfolgen muss und nur unter ärztlicher Anleitung geschehen sollte, wird hier nicht thematisiert. Sie findet im Rahmen der dritten Stufe des von mir entwickelten Heilungs- und Reinigungsprogramms statt (siehe Einleitung/"Krankheiten besiegen: ein vierstufiger Behandlungsplan") und wird erst nach der erfolgreichen Reinigung des ganzen Körpers (Stufe eins) in Angriff genommen. Stufe eins besteht aus mehreren Etappen: Zunächst wird der Verdauungstrakt, danach die Leber und im Anschluss daran eventuell die Nieren gesäubert. Erst dann beginnt die Reinigung von Blut und/oder Lymphe.
Die Reinigung des Blutes ist deswegen so wichtig, weil die in uns hausenden Parasiten und Mikroben – insbesondere dann, wenn sie mit Medikamenten bekämpft werden und absterben – unentwegt schädliche Substanzen absondern und zu einer Versauerung des Blutes führen. Befreien wir unser Blut von diesen gefährlichen Stoffen, wird der Organismus fitter und stärker, sodass er beispielsweise Stufe drei des Behandlungsplanes besser verkraften kann. Zugleich muss der pH-Wert unseres Lebenssaftes erhöht und auf einem

schwach basischen Niveau (arterielles Blut bei 7,35 bis 7,45; venöses Blut bei 7,26 bis 7,36) stabilisiert werden.
Wichtig dabei ist, dass das Blut nicht nur einmal gereinigt wird. Vielmehr muss es regelmäßig gesäubert werden – nur das bietet die Basis für einen rundum gesunden Körper.

So befreien Sie Blut und Lymphe von Schadstoffen und freien Radikalen

Wie können Blut und Lymphe nun von Giften und freien Radikalen gereinigt und womit kann eine Versauerung der Körperflüssigkeiten verhindert werden? Einer der ersten, der diese Frage beantwortet hat, war der amerikanische Arzt für Naturheilkunde Norman Walker. Er hat Methoden der Entgiftung des Körpers entwickelt, die auf dem Trinken von Säften beruhen.

Gesunde Säfte – Blutentgiftung nach Walker

Norman Walkers Methode der Blutentgiftung funktioniert wie folgt:

- Morgens auf nüchternen Magen wird ein Esslöffel des Abführmittels Natriumsulfat (Glaubersalz) aufgelöst in einem Glas Wasser eingenommen.
- 30 Minuten danach wird mit dem Trinken einer Saftmischung aus verschiedenen Zitrusfrüchten begonnen. Die Mischung wird aus vier großen oder sechs mittelgroßen Grapefruits, zwei großen oder drei mittelgroßen Zitronen und frisch gepresstem Orangensaft hergestellt. Das Volumen sollte zwei Liter betragen. Anschließend werden zwei Liter abgekochtes Wasser hinzugefügt. Der Saft wird während des Tages in kleinen Portionen (ungefähr 110 bis 160 Milliliter) im Abstand von 20 bis 30 Minuten getrunken, bis die vier Liter aufgebraucht sind.
- Parallel zur Safttherapie wird Diät gehalten – das heißt, dass der Körper lediglich Saft und keine anderen Nahrungsmittel bekommt. Sollte der Hunger zum Abend hin jedoch unerträglich werden, ist es erlaubt, einige Apfelsinen oder Grapefruits zu essen oder Selleriesaft zu trinken. Mein Vorschlag: Reinigen Sie den Darm vor der

Blutentgiftung gründlich von Würmern, insbesondere den Dünndarm von Bandwürmern – dann steigt die Wahrscheinlichkeit, dass ein Hungergefühl gar nicht erst aufkommt.

- Vor dem Schlafengehen sollte ein Einlauf aus zwei Liter lauwarmem Wasser gelegt werden, das mit dem Saft von ein bis zwei Zitronen angesäuert wurde.
- An den nächsten beiden Tagen wird die Blutentgiftung mit der Saftmischung wiederholt.
- Am vierten und den folgenden Tagen stehen Gemüsesäfte sowie rohes Gemüse und Obst auf dem Speiseplan.

Gönnen Sie sich solche Safttage am besten mehrmals im Jahr. Sie befreien den Körper damit von Giften, aktivieren Ihr Immunsystem und erhalten verbrauchte Energie zurück.

Risiken beachten

Norman Walker weist darauf hin, dass es keinen Grund zur Besorgnis gebe, falls sich Menschen während oder kurz nach einer Saftkur schwach fühlen. Das sei nur eine verübergehende Erscheinung. Der amerikanische Arzt rät Menschen, die an einer Blinddarmentzündung leiden oder eine Neigung dazu haben, allerdings von seiner Reinigungsmethode ab.

Der russische Spezialist Ewgenij Schadilow hat weitere Bedenken. Da die Zitrusfruchtsäfte hoch konzentrierte Säuren enthalten, ist das Saftfasten seiner Meinung nach nichts für Menschen mit einer hyperaziden Gastritis (mit einem erhöhten Magensäuregehalt einhergehende Magenschleim¬haut¬entzündung), Magen- oder Zwölffingerdarmgeschwüren, Nieren- sowie Harnwegserkrankungen und Gallenblasenentzündungen, die durch Steine verursacht werden. Das Gleiche gilt laut Schadilow für Menschen mit Herz-Kreislauf-Erkrankungen und Tumoren im Verdauungssystem, für Zuckerkranke, Schwangere, Stillende und Männer, die an einer gutartigen Geschwulst der Vorsteherdrüse leiden.

„Freizeitreinigung“ von Blut und Lymphe nach Schadilow

Ewgenij Schadilow hat eine eigene Methode entwickelt, mit der Blut und Lymphe gereinigt werden können. Er geht im Gegensatz zu Walker nach der Devise „Zuerst schade nicht!“ vor. Diesem Prinzip folgend schlägt er eine schonende Variante des Verfahrens nach Walker vor, die er als „Freizeitreinigung“ bezeichnet.

Sie beginnt damit, morgens ein Bündel Petersilie (20 bis 30 Gramm) zu essen. Dieses Kraut wird insbesondere wegen seiner harntreibenden und entwässernden Eigenschaften eingesetzt. Ödeme im Körper verschwinden auf diese Weise.

Um die ausgeschiedene, verbrauchte Flüssigkeit zu ersetzen, empfiehlt Schadilow, dem Körper 30 Minuten nach dem Verzehr der Petersilie frisches Wasser, ökologisch sauber und reich an natürlichen Vitaminen und nützlichen Mineralstoffen, zuzuführen. Eine hervorragende Quelle dafür sieht er in frischem Obst und Gemüse.

Nach Schadilow ist es demnach erforderlich, im Rahmen der Reinigungsanwendungen täglich zwei bis drei Kilogramm frische Früchte und frisches Gemüse, am besten aus biologischem Anbau, zu verzehren.

Besonders geeignet dafür sind Beeren sowie anderes Obst und Gemüse, das viele Ballaststoffe, viel neutralisierende Flüssigkeit (nicht zu sauer) und reichlich Vitamine sowie Antioxidantien enthält. Dazu gehören beispielsweise Erdbeeren, Himbeeren, Stachelbeeren, schwarze Johannisbeeren, Äpfel, Möhren, rote Bete, Dill, Sellerie, Knoblauch, Kräuter etc. Es bietet sich an, möglichst viele Sorten miteinander zu kombinieren, um einen breit gefächerten positiven Effekt auf die Gesundheit zu erzielen. Zum Beispiel enthält Wurzelgemüse wie Steckrüben, Möhren, Rettich, Rüben und rote Bete viele Ballaststoffe, aber wenig Flüssigkeit, die in der Lage ist, Säuren zu neutralisieren. Im Gegensatz dazu sind Gurken und Tomaten reich an belebendem Wasser. Achten Sie übrigens darauf, dass die Kräuter, das Gemüse und das Obst vor dem Verzehr gründlich von Mikroorganismen, Pilzen und von Wurmeiern und -larven gereinigt werden!

Ewgenij Schadilow rät bewusst davon ab, Säfte zu trinken. Diese werden nämlich sehr schnell vom Darm aufgenommen, sodass zunächst kein Austausch bzw. keine Erneuerung der Körperflüssigkeiten stattfindet, sondern lediglich eine Verdünnung, was den Reinigungsprozess im Blut verlangsamt. Demgegenüber entsäuern und erneuern sich die Flüssigkeiten beim Verzehr von frischem Gemüse fließend.
Dabei werden dem Darm mit dem Gemüse sehr viele Ballaststoffe (Pektine und Nahrungsfasern wie Zellulose) zugeführt. Diese werden im Magen-Darm-Trakt nicht verdaut. Während sie sich entlang des Verdauungstrakts bewegen, schaben sie von dessen Wänden Schleim sowie andere Ablagerungen ab, binden Giftstoffe und lassen auch den Würmern keine Ruhe. Die abführende Wirkung der Ballaststoffe unterstützt zusätzlich die Darmreinigung.
Außerdem enthält frisches Gemüse und auch Obst viele lebensnotwendige Vitamine, Mineralstoffe und Spurenelemente und darüber hinaus Antioxidantien wie die Vitamine A, E, C und P sowie andere Flavonoide. Die Antioxidantien senken den Gehalt an freien Radikalen in unserem Organismus und bewahren den Körper so vor dem zerstörerischen Treiben dieser aggressiven Moleküle.

Schadilow empfiehlt, Frucht- und Gemüsekuren vor allem im Februar und März zu machen, weil gerade in dieser Jahreszeit die Zahl derjenigen steigt, die an Arteriosklerose erkranken und als Folge davon einen Herzinfarkt oder Schlaganfall erleiden. Von meiner Seite sei hinzugefügt, dass der Februar der Monat ist, in dem die Würmer „Kinder kriegen", und dass im März die Aktivierung der einzelligen Parasiten, der Trichomonaden, anfängt.
Die Trichomonaden vermehren sich insbesondere dann fleißig, wenn das Blut sauer ist und seine Schutzmechanismen gegen Krebs verloren hat. Sie beginnen mit dem Aufbau von immer neuen Kolonien in den Gefäßwänden, die so genannte Thromben bilden. Diese Blutpfropfen verengen die Gefäße – eine Arteriosklerose entsteht. Lösen sich die Thromben, können die Blutgefäße durch sie ganz blockiert werden. Je nachdem, wo die Blockade auftritt, führt das zu einem Herzinfarkt oder Schlaganfall.

Nicht nur im Frühjahr, sondern auch in der Übergangszeit vom Sommer zum Herbst treten solche Anfälle gehäuft auf, denn in dieser Zeit vermehren sich die Trichomonaden ebenfalls überdurchschnittlich. Vor diesem Hintergrund ist der Ratschlag des Russen Ewgenij Schadilow, dem Körper auch im Monat Juli einen Vitaminschub zur Reinigung des Blutes zu verpassen, genau richtig.

Ist nun die „Freizeitkur“ nach Schadilow oder das Säftefasten nach Walker die bessere Methode? Das lässt sich nicht pauschal sagen, da jeder Mensch anders auf solche Kuren reagiert. Wollen Sie es genau wissen, müssen Sie Blut und Urin vor und nach den Anwendungen untersuchen lassen. Ein Indiz liefert auch Ihr persönliches Empfinden bzw. die Beobachtung, ob Beschwerden sich infolge der Reinigungsverfahren bessern oder nicht.

Das empfiehlt die Naturheilkunde

Zum Schluss dieses Kapitels stelle ich einige Volks- und Naturheilrezepte vor, mit denen sich Blut und Lymphe reinigen und gesund erhalten lassen. Sie können ohne großen Aufwand angewendet werden.

Gut fürs Blut

• Bei Blutarmut ist die regelmäßige Anwendung folgender Mittel hilfreich: das Trinken von ***Walderdbeerblätter-Tee*** und Säften aus ***schwarzen Johannisbeeren*** und ***roten Vogelbeeren*** sowie der Verzehr von frischen ***Walderdbeeren, Knoblauch und Dickmilch***.

• Auch ***rote Bete*** hilft bei Blutarmut. Ihre Pigmente erhöhen außerdem die Stabilität der kleinsten Blutgefäße, der Kapillaren, senken den Blutdruck und lösen Verkrampfungen der Blutgefäße. Gekochte rote Bete und die daraus gewonnene Brühe wirken sich zudem positiv auf die Zusammensetzung des Blutes aus.

• ***Selleriesaft*** wirkt im Gegensatz zur roten Bete blutdrucksteigernd. *Anwendung:* Nehmen Sie dreimal täglich jeweils einen bis zwei Teelöffel Saft ein. Bereits nach einigen Tagen wird eine Steigerung der Lebensaktivität spürbar.

• Bei Problemen mit hohem Blutdruck können ***frische Geißblattbeeren sowie Preiselbeersaft*** und ***Tee mit Marmelade aus schwarzen Johannisbeeren*** unterstützend eingesetzt werden. Gut fürs Blut und den Blutdruck sind außerdem frischer ***Knoblauch*** (zwei bis drei Zehen täglich), ***Zwiebeln*** (ein bis zwei Zwiebelknollen pro Tag) sowie gebackene ***Kartoffeln*** samt Schale (sie dürfen nicht durchwachsen oder grün sein).
• Eine blutreinigende Wirkung wird ***Schlehdornblüten-Tee*** und ***Löwenzahnblättern*** (als Tee zubereitet oder frisch in Salaten genossen) nachgesagt.

Gut für die Lymphe
• Ein wie folgt zubereitetes Getränk unterstützt die Reinigung der Lymphe: Geben Sie in ein Glas mit warmem, abgekochtem Wasser einen bis zwei Teelöffel sechsprozentigen ***Apfelessig***, die gleiche Menge ***Honig*** und einen bis zwei Tropfen einer fünfprozentigen ***Jodtinktur.***
• Reinigend auf die Lymphe wirkt folgender Aufguss aus ***Weidenröschen:*** Fügen Sie abends einen Esslöffel mit zerkleinerten Weidenröschenblättern und -blüten einem halben Liter kochendem Wasser zu und lassen Sie das Ganze in einer Thermoskanne über Nacht ziehen. Trinken Sie 100 Milliliter Aufguss vier- bis fünfmal pro Tag jeweils vor dem Essen.
• Ein sehr gutes Reinigungsmittel für die Lymphe ist ein Aufguss aus dem Kraut der ***Bergminze***. Zubereitung: Ein Esslöffel Kraut wird in ein Glas kochendes Wasser gegeben. Das Ganze zieht über Nacht in einer Thermoskanne. Die Einnahme erfolgt in Dosierungen von je 50 bis 100 Millilitern drei- bis dreizehnmal am Tag (vor den Mahlzeiten). Die Anwendung dauert drei Wochen, daran schließt sich eine zehntägige Pause und eine erneute dreiwöchige Einnahmephase an.

Kapitel 7
Reinigung der Gelenke

„Der Mensch ist so jung wie seine Gelenke", heißt es im Volksmund. Und in der Tat sind diese Meisterstücke der Mechanik ein ganz wichtiges Scharnier zu unserer Lebensfreude und Vitalität. Denn: Gesunde Gelenke sind das A und O für unsere Beweglichkeit. Sie gesund zu erhalten und vor vorzeitiger Abnutzung zu schützen, ist eine der wichtigsten Aufgaben, an die wir nicht erst im Alter denken sollten – unserer Lebensqualität zuliebe.

Erschreckende Einblicke

Krankheitserreger befinden sich nicht nur im Darm, in der Leber, der Niere und im Blut, sondern auch in den Gelenken. Diese Erkenntnis habe ich aufgrund von eigenen Untersuchungen gewinnen können. Alles begann vor vielen Jahren mit dem Brief einer 48-jährigen Frau, die damals seit 15 Jahren an Arthritis litt. Sie wurde in einem Institut behandelt. Durch den Kontakt zu ihr bekam ich die Möglichkeit, von dem Institut Proben von ihrer und der Gelenkschmiere anderer Patienten zu erhalten, die an Gelenkerkrankungen wie der rheumatoiden Arthritis und der Reiter-Krankheit litten. Die Gelenkschmiere, im Fachjargon auch Synovialflüssigkeit genannt, befindet sich im Gelenkspalt. Sie bildet einen schützenden Puffer zwischen den Gelenkknorpeln.

Ich habe die Flüssigkeit bei 1000facher Vergrößerung untersucht und Farbaufnahmen davon gemacht. Das Ergebnis: Bei allen Patienten waren Trichomonaden und Leukozyten (weiße Blutkörperchen, die eine wichtige Rolle bei der Abwehr von Krankheitserregern spielen) zu sehen – bei manchen fand ich außerdem unterschiedliche Bakterienarten. Zudem wuchsen in einigen Kulturen der Gelenkschmiere nach einiger Zeit Pilzgeflechte heran, was auf das Vorhandensein von Pilzsporen hindeutete.

Dies alles zeugt davon, dass Menschen, die an Gelenkerkrankungen leiden, von krankheitserregenden Mikroorganismen befallen sind.

Hier liegt eine einfache Schlussfolgerung nahe: Um die Kranken zu heilen, müssen die Ärzte sie bereits im ersten Stadium der Krankheit von Trichomonaden und sonstigen Erregern befreien, anstatt den Körper mit Medikamenten wie cortisonhaltigen Mitteln zu traktieren, die letztlich das Wachstum von Trichomonaden anheizen. Dies wiederum hat ein Zusammenwachsen der Gelenke, die Bildung von Auswüchsen und die Abnahme der Beweglichkeit zur Folge – und das ist kaum erstrebenswert.

Trichomonaden schränken die Beweglichkeit ein

Es gilt die Meinung, dass Gelenkprobleme aufgrund der Ansammlung von Kalzium entstehen. Ich vermute, dass die hohe Kalziumkonzentration in den Gelenken eine Art Abwehrreaktion des Körpers ist. Dazu ein Exkurs in die Krebsforschung: Es ist bekannt, dass jeder Tumor, der in Organen oder im Gewebe entsteht, mit einer Kapsel aus Bindegewebe umgeben wird. Ich erkläre dieses Phänomen damit, dass die tumorbildenden Trichomonaden das immunkompetente Bindegewebe durch Abgabe einer chemischen Substanz dazu zwingen, sie abzukapseln. Auf diese Weise entstehen große und kleine Trichomonaden-Sarkophage, zu denen auch gutartige Geschwülste gehören. Das funktioniert so lange, wie der Körper stark ist. Bei einer Schwächung seiner Abwehrkräfte durch das Eindringen weiterer Krankheitserreger (Parasiten oder Bakterien) werden die Trichomonaden, die sich in der Zwischenzeit fleißig vermehrt haben, in den Kapseln aktiv. Sie beginnen die Hülle zu durchwachsen und Metastasen zu bilden – auf diese Weise verwandelt sich ein gutartiger Tumor in einen bösartigen.
Ähnlich interpretiere ich die Vorgänge in den Gelenken: Ich gehe davon aus, dass die Kalziumverbindungen die Rolle einer Kapsel spielen, die Trichomonaden-Kolonien einmauern. Vermehren sich die Trichomonaden immer mehr, findet mit der Zeit ein Zusammenwachsen der Gelenke statt. Daraufhin nimmt deren Beweglichkeit ab.

Behandlungsmöglichkeiten: die Übeltäter beseitigen

Obwohl die Abkapselung der Trichomonaden bei Arthritiskranken in den Gelenken stattfindet und dort zu Schmerzen und Bewegungseinschränkungen führt, kann hier nicht von einer lokalen Erkrankung gesprochen werden. Vielmehr ist der ganze Organismus betroffen, denn die Trichomonaden und Bakterien leben nicht allein in den Gelenken, vielmehr sind sie auch in der Blutbahn und anderswo im Körper vorhanden. Um die Verursacher von Gelenkerkrankungen zu beseitigen, ist es deswegen erforderlich, den ganzen Menschen zu heilen, indem er von Parasiten, Pilzen, Bakterien und Viren befreit wird.

Um die Trichomonaden in den Gelenken vernichten zu können, werden erst die Kalzium-Sarkophage aufgelöst – dazu müssen sich Kranke in ärztliche Behandlung begeben. Die Kalziumgebilde werden beispielsweise mit Salizylsäure zerstört. Bestehen die Kapseln wie beim Krebs aus Bindegewebe, werden sie mit Hilfe von Injektionen (Verabreichung von Medikamenten mit einer Spritze) gelockert und anschließend aufgelöst, zum Beispiel mit Pyrogenal.

Vorbeugen ist besser als heilen

Die Gelenke sich selbst zu überlassen, bis wir schließlich an Krücken laufen oder im Rollstuhl sitzen und uns aufwändigen und teuren Behandlungsformen unterziehen müssen, kann nicht das Ziel sein. Besser ist es, die Gelenke rechtzeitig zu reinigen und so Krankheiten vorzubeugen. Beginnen wir zu spät damit, kann es sein, dass der Organismus bereits dermaßen angegriffen ist, dass die Komplettreinigung des Körpers – angefangen beim Darm bis hin zu den Gelenken – nichts bewirkt. Außerdem ist es möglich, dass sich bei der Reinigung eines Menschen, der sich in einem fortgeschrittenen Erkrankungsstadium befindet, die Trichomonaden-Sarkophage unkontrolliert auflösen und Metastasen bilden – dann wird eine umfassende medikamentöse Behandlung erforderlich.

Werden die Gelenke dagegen vorbeugend gereinigt, ist ein gesunder Körper in der Lage, die noch ohne Schutzmantel lebenden Trichomonaden und sonstige Krankheitserreger selbstständig zu überwältigen. Dabei wird auch das Immunsystem trainiert. Es ist fortan für weitere Angriffe bestens gewappnet. Wie für alle Organe gilt aber auch für die Gelenke: Nur wenn sie regelmäßig gereinigt werden, ist der Erfolg von Dauer.

Reinigende Mittel aus der Natur

Der Unterstützung aus der Natur können wir uns auch bei der Reinigung der Gelenke gewiss sein. Einige besonders wirkungsvolle natürliche Mittel stelle ich auf den folgenden Seiten vor. Bedenken Sie, dass Sie diese erst nach einer gründlichen Reinigung des Darms und der Leber, nach Möglichkeit auch der Nieren und des Blutkreislaufs, anwenden. Ansonsten kann die Säuberungsprozedur Ihren Gelenken mehr schaden als nutzen.

Gibt es Risiken für die Gesundheit?

Kranke Menschen sollten von der Reinigung ihrer Gelenke Abstand nehmen. Selbstverständlich ist sie auch für schwangere oder stillende Frauen nicht angezeigt. Dies gilt schon deswegen, weil Sellerie und Petersilie abtreibend wirken.

Lorbeerblätter

Zur Reinigung der Gelenke eignen sich Lorbeerblätter sehr gut. So bereiten Sie einen Absud zu: Gießen Sie fünf Gramm Lorbeerblätter mit 300 Milliliter Wasser auf, lassen Sie das Ganze fünf Minuten lang kochen und anschließend in einer Thermoskanne drei bis vier Stunden ziehen. Danach abseihen.
Anwendung: Trinken Sie den gesamten Absud innerhalb von zwölf Stunden nach und nach schluckweise. Die Flüssigkeit darf nicht auf einmal getrunken werden, andernfalls drohen Blutungen und eine damit verbundene Einlieferung ins Krankenhaus. Die Anwendung

des Lorbeerblätter-Absuds erfolgt an drei aufeinanderfolgenden Tagen. Eine Woche später wird die dreitägige Reinigung wiederholt. Die Ernährung sollte in dieser Zeit unbedingt an den Regeln der Trennkost orientiert sein (siehe Kapitel 2/„Gesunde Ernährung – das A und O"). Empfehlenswert ist, die Lorbeerblätter-Kur im ersten Jahr viermal zu machen, danach reicht eine Kur pro Jahr aus.
Wichtiger Hinweis: Da die Inhaltsstoffe von Lorbeerblättern eine sehr starke Wirkung auf den Körper des Menschen entfalten, ist bei ihrer Verwendung größte Vorsicht geboten. In manchen Fällen ist es angeraten, ganz auf ihren Einsatz zu verzichten. So ist die Reinigung mit Lorbeerblättern bei Erkrankungen des Magen-Darm-Trakts, der Leber, der Bauchspeicheldrüse und des endokrinen Systems (dazu gehören alle hormonbildenden Organe bzw. Zellen) nicht zu empfehlen.

Reis

Für die Zubereitung eines reinigenden Mittels aus Reis weichen sie gewaschene Körner (Menge: ein Glas) in abgekochtem Wasser zwei bis drei Tage lang ein. Bewahren Sie den Reis in dieser Zeit im Kühlschrank auf. Schütten Sie das Wasser danach ab und füllen Sie das Gefäß mit dem Reis mit zwei Glas sauberem Wasser auf. Kochen Sie das Ganze auf und garen Sie es bei schwacher Hitze, bis das Wasser vollständig verdampft ist. Danach wird der gare Reis unter fließendem Wasser ausgespült und in vier Portionen geteilt.
Anwendung: Essen Sie den Reis immer zu festen Zeiten über den Tag verteilt – beispielsweise um 9, 12, 15 und 18 Uhr. Jeweils 20 Minuten vor dem Verzehr trinken Sie ein halbes Glas abgekochtes Wasser. Zwischen den Reismahlzeiten – also zum Beispiel um 10, 13 und 16 Uhr – trinken Sie je ein drittel Glas Hagebuttentee. Am darauf folgenden Tag essen Sie 500 Gramm gekochte rote Bete oder 500 Gramm Äpfel. Es kann sein, dass Sie innerhalb dieser zwei Tage ein Kilo abnehmen. Die Reiskur mit anschließendem Rote-Bete- oder Apfeltag sollte mehrmals in Abständen von drei bis vier Tagen wiederholt werden.

Sellerie- und andere Säfte

Um das Auflösen von überschüssigem Kalzium in den Gelenken voranzutreiben, ist es empfehlenswert, zwei Wochen lang pro Tag einen halben Liter Saft aus frischem Sellerie zu trinken. Sellerie hat einen hohen Natriumgehalt. Dieser Mineralstoff besitzt die Fähigkeit, Kalzium in einem gelösten Zustand zu halten. Das Blut und die Lymphe leiten den Mineralstoff dann an den Darm weiter, über den er anschließend aus dem Körper ausgeschieden wird.

Die Reinigung des Körpers von Kalzium wird noch verstärkt, indem zusätzlich zu dem Selleriesaft täglich ein halber Liter Möhrensaft oder besser noch eine Mischung aus 250 Milliliter Möhren- und 250 Milliliter Spinatsaft getrunken wird (vorausgesetzt, dass keine Gallen- oder Harnsteinkrankheit vorliegt). Alternativ können auch folgende reinigende Saftmischungen verwendet werden:

300 ml Möhren, 100 ml rote Bete, 100 ml Gurken
300 ml Möhren, 100 ml Spinat, 100 ml Salat
300 ml Möhren, 100 ml Sellerie, 100 ml Petersilie
300 ml Möhren, 100 ml rote Bete, 100 ml Salat
200 ml Möhren, 150 ml Sellerie, 150 ml Salat

Während der Gelenkreinigung mit Säften müssen Sie damit rechnen, dass die Auflösung des Kalziums und die Wiederaufbauprozesse in den Gelenken zu Schmerzen führen.

Wichtiger Hinweis: Liegt eine Gallen- oder Harnsteinkrankheit vor, sollte auf das Trinken von Selleriesaft verzichtet werden. Dies gilt insbesondere dann, wenn Harnsäure- und Oxalatsteine im Spiel sind. In solchen Fällen darf Sellerie nicht einmal in geringen Mengen verzehrt werden.

Rote Bete

Wollen Sie rote Bete als gelenkreinigendes Mittel einsetzen, trinken Sie über einen Zeitraum von zwei Wochen täglich 600 Milliliter Saft

(noch wirkungsvoller ist ein Liter), hergestellt aus frischen Knollen inklusive der grünen Pflanzenteile. Der Saft wird über den Tag verteilt jeweils 20 Minuten vor den Mahlzeiten getrunken.
So bereiten Sie ihn zu: Zunächst trennen Sie das Kraut von den Wurzeln und spülen es durch, wobei das Wasser mehrfach gewechselt werden muss – zum Schluss wird es unter warmem, fließendem Wasser gespült. Die Knollen werden mit einer Bürste geputzt, gründlich unter warmem, fließendem Wasser gewaschen, geschält und in Stücke geschnitten. Das grob zerkleinerte Kraut und die Knollen werden dann durch eine Saftpresse gegeben. Die Flüssigkeit wird nun in einen emaillierten Becher gefüllt und muss etwa zwei bis drei Stunden ruhen. Dadurch haben die Teile des ätherischen Öls, die einen Krampf der Blutgefäße verursachen können, Zeit zu entweichen.
Wichtiger Hinweis: Nicht zu empfehlen ist die Rote-Bete-Kur für Menschen, die an Diabetes, niedrigem Blutdruck, Nierenerkrankungen oder Darmstörungen leiden.

Petersilie und Milch

Mit dieser Methode können nicht nur die Gelenke sehr effektiv gereinigt werden, sondern auch die Bauchspeicheldrüse und die Milz. Allerdings vertragen viele Menschen die Petersilien-Milch-Mischung schlecht. Sie kann zu Schwindel, Herzrhythmusstörungen und Hautreizungen führen. Zudem hat ihre Anwendung starke Schmerzen in den Gelenken zur Folge – deswegen ist sie nur für sehr willensstarke und leidensfähige Menschen geeignet.
Eine reinigende Mischung für einen Tag wird wie folgt hergestellt: 700 Gramm Petersilienwurzeln werden durch einen Fleischwolf gegeben. Die Masse wird anschließend mit 1200 Milliliter Milch gemischt und etwa eineinhalb Stunden lang gekocht, bis das Ganze eine breiartige Konsistenz annimmt.
Anwendung: Der Petersilienbrei wird in zehn oder mehr kleine Portionen geteilt und im Laufe eines Tages verzehrt. Die Gesamtdauer der Anwendung beträgt drei Tage. In dieser Zeit wird dem Körper keine weitere Nahrung zugeführt, nach Möglichkeit aber regelmäßig harntreibende Getränke konsumiert.

Wichtiger Hinweis: Dieser Methode der Gelenkreinigung muss unbedingt eine Reinigung der Nieren vorangehen.

Schwitzen für die Gesundheit

Während oder zwischen den Reinigungsanwendungen wirken Saunagänge unterstützend. Die Wärme führt zu einem vergrößerten Blutvolumen und erhöht die Fließgeschwindigkeit des Blutes in den Gefäßen. So werden Wasseransammlungen im Gewebe (Ödeme) verringert und überschüssige Metalle sowie Kalzium und andere Salze besser ausgeschieden – sowohl über den Darm als auch über die geöffneten Poren der Haut. Viele Menschen mit Gelenkerkrankungen empfinden die Erwärmung des Körpers in der Sauna als sehr angenehm, weil die Beweglichkeit der Gelenke vorübergehend steigt. Dies motiviert und ermuntert, die Heil- und Reinigungsanwendungen auch weiter durchzuführen.

Kapitel 8
Der letzte Baustein: Wasserkuren

Seit Jahrtausenden wissen wir um die lebensspendenden Eigenschaften des Wassers. Und spätestens seitdem Pfarrer Sebastian Kneipp im 19. Jahrhundert seine Wasserkuren entwickelt hat, haben Wechselbäder, Güsse und Wickel ihren festen Platz in der Heilkunde. Eine seiner Anwendungen vervollständigt die in diesem Buch vorgestellten Reinigungsmethoden. Dank des folgenden Briefes habe ich diesen letzten Baustein gefunden:

„Liebe Tamara Jakowlewna!
...Ich war 40 Jahre alt, als ich an Krebs erkrankte. Zufällig ist mir das Buch von Malachow ‚Heilende Kräfte' in die Hände gefallen. Danach behandele ich mich schon seit neun Jahren. Dazu möchte ich Folgendes sagen: Sie haben die Trichomonaden sehr genau untersucht, doch die Candida-Pilze unerforscht gelassen...
Nachdem ich angefangen hatte, die Malachow-Methode anzuwenden, das heißt, mich in ein ‚nasses Tuch' wickelte, sind aus meinem linken Bein – vielleicht auch von anderswo – Würmer in dieses Tuch gekrochen. Sie waren fünf Zentimeter lang und an beiden Enden spitz. Das war ein Schock für mich. Danach hat mein Tuch alle denkbaren und undenkbaren Arten der Lebensvielfalt herausgezogen. Nach drei Jahren Behandlung habe ich von meinem Gesicht eine dünnes schwarzes Häutchen mit schwarzen Fasern abgezogen. Meiner Meinung nach ist es eine Pilzkrankheit, die Myriaden von vielfältigen krankheitserregenden Leben erzeugt. Dabei sind die Krankheitsursachen schichtweise im menschlichen Organismus verwurzelt. Einen Monat lang wird eine Art von Parasiten herausgezogen, danach eine andere. Ihre Formen sind erschreckend vielfältig: kettchen- oder tröpfchenförmig, rund, säbelartig usw. Und das in jeder Zelle! Sie alle leben, bewegen sich und fressen den Menschen auf...
Warum verlassen diese Parasiten den menschlichen Körper in Richtung ‚nasses Tuch'? Schlicht deshalb, weil diese Lebewesen von einem Pilz stammen. Und Pilze brauchen Wärme und Feuchtigkeit. Diese Bedingungen werden in der Anwendung mit der Bezeichnung ‚nasses Tuch' geschaffen. Das ist wie eine Provokation für die Pilze, sodass sie allesamt in dieses Tuch kriechen. Das Tuch riecht übel vor solch großer Vielfalt des Ungezie-

fers. Seit neun Jahren wende ich diese Methode schon an und habe in dieser Zeit ein Dutzend Tücher verschlissen – sie sind nämlich gerissen. Von der Menge des herausgefallenen ekelhaften Zeugs schon ganz zu schweigen! Die Heilung verläuft sehr langsam, aber stetig...
Mit Hochachtung, L. P.“

Ich freue mich immer, wenn meine Ausarbeitungen durch neue Ideen befruchtet, ergänzt und mit wirkungsvollen Heilmethoden bereichert werden – egal ob sie nun von Spezialisten oder von Patienten stammen. Im Gegensatz zu dieser Frau, die offen ist für alternative Heilmethoden – mehr noch: sogar aktiv Ausschau nach ihnen hält – und sich selbst therapiert, ist die offizielle Medizin stolz darauf, an ihren konservativen Behandlungsweisen festzuhalten. Krebsmediziner meinen bis heute, dass ihre Patienten infektfrei sind, und beschränken deshalb ihre Methoden zur Therapie von Krebs auf Angriffe gegen die Tumoren, die angeblich durch die Verwandlung von normalen Zellen in bösartige entstehen. In der Krebsmedizin gilt ein Patient als kuriert, wenn er fünf Jahre nach einer Behandlung noch lebt. Mit diesem „Glück“ können in Russland lediglich 26 Prozent der „in Betreuung“ von Krebsmedizinern befindlichen Krebskranken rechnen.
Die Briefeschreiberin bekämpft nicht den Tumor, sondern die biologischen Erreger ihrer Krankheit und staunt über deren Vielfalt. Ungeachtet einiger theoretischer Trugschlüsse ist sie der Wahrheit näher gekommen als die gesamte wissenschaftliche und praktische Krebsforschung. Als Beweis dafür steht die Tatsache, dass sie seit dem Beginn ihrer Krankheit nicht nur fünf Jahre, sondern fast die doppelte Zeit überlebt hat, und fest damit rechnet, vollständig zu genesen.
Allerdings bin ich nicht mit ihrer Einschätzung einverstanden, dass nur Pilze bzw. der Abkömmlinge eine warme und feuchte Umgebung brauchen. Dazu erinnere man sich lediglich daran, dass Würmer nach einem Regenguss auf das feuchte Pflaster kriechen – wie in das „nasse Tuch“. Und was das viele „eklige Zeug“ anbelangt, das aus ihr herauskam – das passierte, weil die Kranke sich im Vorfeld keiner Reinigung von innen unterzogen hat, mit der Würmer und sonstige Parasiten vernichtet oder vertrieben worden wären. Hätte

sie sich den Säuberungsprozeduren unterzogen, hätte sich in ihrem Organismus nicht so viel Ungeziefer angesammelt, das auf den Köder in Form des feuchten, vom Menschenkörper angewärmten Tuches ansprach.

Das „Nasse Hemd“

Der wichtigste Grund, warum der Brief dieser krebskranken Frau so wichtig für mich ist und ich ihn hier vorstelle, ist der, dass er mir den Hinweis auf ein Reinigungselement geliefert hat, das mir zum Abschluss dieses Buches noch gefehlt hat. Bevor ich den Brief bekommen habe, stellte sich die Sachlage für mich wie folgt dar: In dem Buch von Nadeshda Semjonowa „Reinige dich von Parasiten!“ hatte ich Bilder gesehen, die Würmer unter der menschlichen Haut zeigten. Auf einer Abbildung sah man sogar, wie ein Wurm aus der Fußsohle herausgezogen und dabei um ein Stäbchen gewickelt wurde. Doch auf welche Weise die Würmer gezwungen werden konnten, den Körper zu verlassen, fand ich weder in diesem Buch noch woanders. Und genau dieses Problem beunruhigte und beschäftigte mich. Plötzlich erfuhr ich von der interessanten Beobachtung einer wissbegierigen, tapfer gegen ihren Krebs ankämpfenden Frau aus dem fernen Osten Russlands.
Aufgrund der von ihr geschilderten Methode „Nasses Hemd“ habe ich schließlich die Quelle dieser Wasserkur, ein Buch von Sebastian Kneipp, ausfindig gemacht. Dort sind die Methoden zur Heilung des Menschen mit Hilfe von Wasserkuren im Original beschrieben und ich habe ihre Wirkung an mir ausprobiert. Weil das „Nasse Hemd“ als ein Baustein zur Reinigung von Würmern etc. so effektiv ist, möchte ich es Ihnen nicht vorenthalten.

Nasses Hemd: *„Ein einfaches Leinenhemd wird in Wasser getaucht, ausgewrungen und wie üblich angezogen. Danach legt man sich ins Bett auf eine ausgebreitete Wolldecke, die dann um den Körper geschlagen wird. Darüber kommt ein Federbett. Die Anwendung dauert ein bis zwei Stunden. Die Wirkung des nassen Hemdes besteht in der Öffnung der Poren und dem Herausziehen von krankhaften Flüssigkeiten aus dem Körper, in der Beruhigung, Beendigung von Konvulsionen [Krämpfen* *der Körpermuskulatur], gleichmäßiger Wärmeverteilung und Verbesserung des allgemeinen Zustands des Organismus. Das nasse Hemd habe ich mit hervorragenden Ergebnissen bei seelisch Kranken und bei Kindern angewendet sowie bei Hautkrankheiten. Wenn es notwendig ist, stärkere Ausscheidungen zu bewirken, zum Beispiel dass bei Scharlach ein Ausschlag entsteht, ist es ratsam, das Hemd in Wasser mit Essig oder Salz zu tränken.“*

Zum Schluss sei hinzugefügt: Eine Befreiung des Körpers von Parasiten und Infektionserregern ist schlicht unumgänglich! Doch es ist wesentlich besser, diese ungebetenen und unberechenbaren Gäste bereits dann zu vertreiben, wenn Sie noch gesund sind. In diesem Fall wird es noch kein ausreichendes Ausgangsmaterial in Form von Trichomonaden für die Bildung von Tumoren geben und die Wahrscheinlichkeit, einen Herzinfarkt oder Schlaganfall zu erleiden, wird gegen Null sinken.

Sind Sie aber bereits erkrankt und möchten Sie den zerstörerischen Prozess in Ihrem Körper aufhalten, dann wählen Sie einen möglichst sanften Einstieg in die Methode der Reinigung und Sanierung. Reinigen Sie Ihren Körper nach und nach mit der gebührenden Sorgfalt und unter Anleitung eines Therapeuten. Befreien Sie sich auf diese Weise langsam von den allgegenwärtigen Parasiten und ihren begleitenden krankheitsauslösenden Mikroorganismen – diesen furchtbaren Erregern von Krebs, Herzinfarkt und vielen anderen unheilbaren Krankheiten!

Ich wünsche Ihnen alles Gute auf diesem Weg! Gott sei mit Ihnen!

Ihre Tamara Lebedewa

Anhang

Glossar

Anämie: Blutarmut.
Arteriosklerose: mit Ablagerungen in den Blutgefäßwänden einhergehende Erkrankung; landläufig auch Arterienverkalkung bekannt.
Darmperistaltik: wellenförmige Kontraktionen der Darmwandmuskulatur.
Dreiviertel-Mond: drei Viertel der Mondoberfläche wird von der Sonne bestrahlt – im Gegensatz zum Halb- und Vollmond.
Eosinophile Granulozyten: spezielle weiße Blutkörperchen (Leukozyten), die für die Immunabwehr wichtig sind.
Eosinophilie: Sonderform der Leukozytose; mit einer erhöhten Anzahl von eosinophilen Granulozyten im Blut verbunden; eosinophile Granulozyten helfen bei der Abwehr von Krankheitserregern.
Freie Radikale: aggressive Moleküle, die eine Kettenreaktion im Organismus auslösen können; durch sie werden Zellstrukturen sowie wichtige Inhaltsstoffe in ihrer Funktion gestört und entstehen für den Körper schädliche Substanzen; freie Radikale werden unter anderem vermehrt bei Stress, Krankheiten, durch UV- oder Röntgenstrahlung und Zigarettenrauch freigesetzt; sie sind an der Entstehung von Krebs, Arteriosklerose und weiteren lebensbedrohlichen Krankheiten maßgeblich beteiligt.
Hämatologie: Lehre vom Blut und seiner Blut bildenden Organe sowie deren Krankheiten.
Imedis-Methode: beruht auf der Bioresonanzdiagnostik und -therapie, die darauf gründet, dass Lebewesen Quellen elektromagnetischer Wellen sind; „harmonische" Wellen deuten demnach auf einen gesunden Organismus hin – Krankheiten führen dagegen zu disharmonischen Schwingungen; die Messungen erfolgen mit dem in Russland entwickelten Diagnose- und Therapiegerät „IMEDIS".
Immunofluoreszenz: Nachweismethode für Parasiten.
Infektion: Ansteckung mit Krankheitserregern.
Inkubationszeit: Zeit, die zwischen der Ansteckung mit einem Krankheitserreger und dem Auftreten der ersten Krankheitssymptome vergeht.

Irrigator: beutel- oder becherförmige Flüssigkeitsbehälter für große Einläufe mit einem Fassungsvermögen von bis zu zwei Litern.
Klistier: Synonym für Einlauf; Vorrichtung (Blasebalg, Spritze), mit der Flüssigkeit (maximal 200 Milliliter) über den After in den Enddarm gespritzt wird; ein Klistier dient der Darmentleerung.
Konkremente: Gallen-, Nieren- und Harnsteine.
Leukozytose: vermehrte Bildung von Leukozyten (weiße Blutkörperchen) im Blut; Leukozyten spielen eine wichtige Rolle bei der Abwehr von Krankheitserregern.
Mikroben: siehe Mikroorganismen.
Mikroorganismen: auch Mikroben genannt; mikroskopisch kleine Organismen wie Bakterien, viele Pilze, Protozoen und Viren.
mmHg: Abkürzung für „Millimeter Quecksilbersäule“; Maßeinheit für den Blutdruck.
Ödeme: Wassersucht; Einlagerung von Flüssigkeit im Gewebe.
Onkologie: Zweig der Medizin, in der es um die Vor- und Nachsorge, die Diagnose und Behandlung von Krebs geht.
pH-Wert: Maßeinheit für die saure oder basische Wirkung einer Lösung (pH-Wert kleiner als 7 = sauer; gleich 7 = neutral; größer als 7 = basisch/alkalisch).
Protozoen: einzellige Kleinstlebewesen; auch Urtierchen genannt; zu ihnen gehören Geißeltierchen wie Lamblien und Trichomonaden.
Reiter-Krankheit: auch Morbus Reiter genannt; entzündliche Gelenkerkrankung, die sich unter anderem als Arthritis, Bindehautentzündung des Auges und Harnröhrenentzündung äußern kann.
Rheumatoide Arthritis: Mit Entzündungen einhergehende Erkrankung der Gelenke.
Sepsis: Blutvergiftung.
Toxine: Gifte.
Vega-Test: Bei der Vega-Test-Methode handelt es sich um eine Art Elektroakupunktur. Dabei werden Hautwiderstände gemessen, die Aufschluss über Organerkrankungen oder die Ansteckung mit Bakterien, Viren, Parasiten und Pilzen geben können.
Wirt: Organismus, auf oder in dem ein Schmarotzer (Parasit oder Krankheitserreger) lebt; der Wirt wird durch seine „Mieter“ mehr oder weniger stark geschädigt.

Index

Verzeichnis der Pflanzen und Früchte

Die bahnbrechenden ERKENNTNISSE einer russischen Forscherin!

10. Auflage!

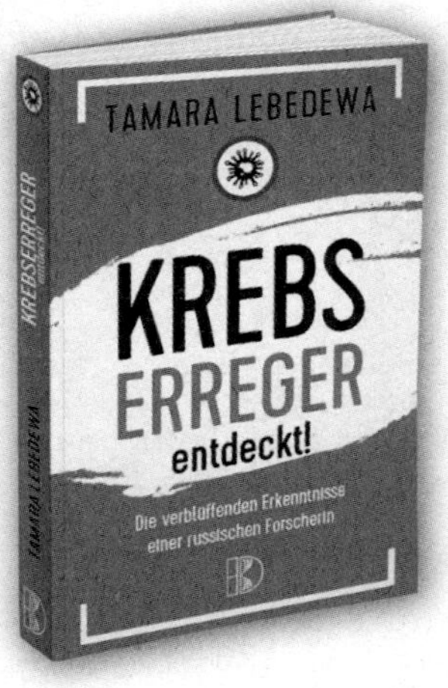

TAMARA LEBEDEWA
KREBSERREGER ENTDECKT!

Die russische Wissenschaftlerin Tamara Lebedewa erforschte die Krebskrankheit über viele Jahre und kam zu erstaunlichen, revolutionären Ergebnissen. Auch wenn diese Ergebnisse von der herrschenden Lehrmeinung bisher nicht anerkannt sind – die Behandlungs- methoden von Lebedewa beugen der Krankheit vor und unterstützen den Heilungsprozess.

Auf der Basis ihrer Forschungen empfiehlt die Autorin im letzten Abschnitt des Buches eine konsequente fünfstufige Reinigung aller Organe des Körpers.

270 Seiten, 12 Abb.
Taschenbuch
ISBN 978-3-932130-33-5

Die Krebsforschung ist festgefahren. Die Ansätze zeitgenössischer Wissenschaftler stagnieren bei Chemo- und Strahlentherapie. Dass die Krankheit unheilbar ist, scheint zu einem stillschweigend hingenommenen Dogma geworden zu sein und die ambitionierte Suche nach endgültiger Heilung verebbt langsam.

Die russische Chemikerin und Buchautorin Lebedewa bietet eine von der Wissenschaft unbeachtete Alternativtheorie. In den wissenschaftlichen Trümmern vorschnell und schonungslos verworfener Ideen stößt Lebedewa auf einen vielversprechenden Ansatz. Mediziner gehen davon aus, dass Krebszellen ursprünglich körpereigene Bestandteile waren und sich ein gewisses Krebsrisiko nicht vermeiden lasse. Doch Lebedewas Experimente bestätigen das Gegenteil: Der Krebserreger ist ein Parasit. Genauer gesagt die aggressive Trichomonade, ein parasitärer, weit verbreiteter Einzeller, der sich als körpereigene Zelle tarnt. Doch als Parasit ist Krebs präventiv behandelbar!

Lebedewa betreibt Wissenschaft gegen die Wissenschaft! Unter der Menge an recherchierten Informationen und empirischen Beweisen verbirgt sich ein aufklärerisches Werk, das kritisch die Autorität konventioneller Medizin untergräbt, die in eine Schockstarre gefallene Forschung erlöst und den Diskurs wieder belebt.

Doch vor allem will Lebedewa eins: Helfen. Auf der Basis ihrer Ergebnisse entwickelte Lebedewa eine Therapie, die das Krebsrisiko senkt, die Heilung unterstützt und vor allem eins bekämpft: Die Angst vor dieser bedrohlichen Krankheit.

Die russische Chemikerin und Autorin Tamara Lebedewa legt offen ihr Wissen auf den Tisch, damit es nach den international festgelegten strengen Regeln der Wissenschaft geprüft, überprüft und reproduziert werden kann.

Wer den Atem hat, um im Geiste mit Tamara Lebedewa überm Mikroskop ihre Experimente zu verfolgen, dem wird sich die Unwiderlegbarkeit ihrer Arbeitsergebnisse über die Entstehung des Krebs erschließen.

Siegfried Hoffmann, Heilpraktiker

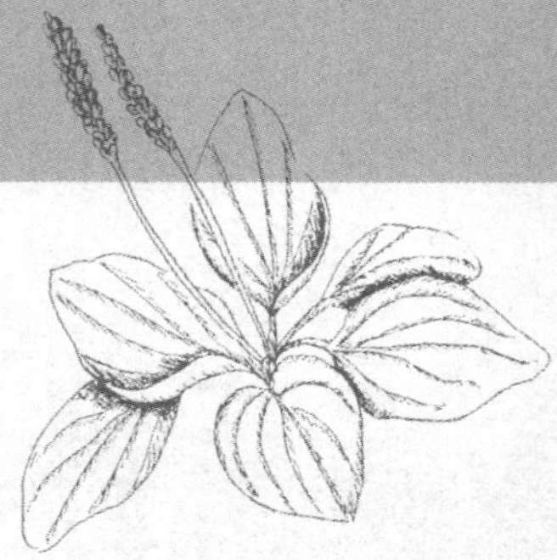

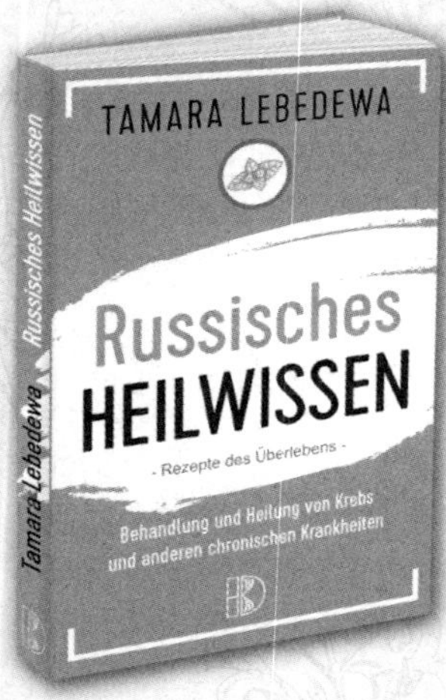

TAMARA LEBEDEWA

RUSSISCHES HEILWISSEN

Die üblichen Krebstherapien sind darauf ausgerichtet, den Tumor, der sich in einem bestimmten Organ befindet, zu vernichten. Lebedewa weist darauf hin, dass diese einseitige Behandlung kontraproduktiv ist: Die Krebszellen werden durch die Bestrahlung von ihrem Platz fortgetrieben, sind aber nicht tot. Im Gegenteil, sie werden dadurch aggressiver. Durch Lymphe und Blut wandern sie weiter und verteilen sich im gesamten Körper. Der Mediziner sagt: sie bilden Metastasen. Da die Immunkraft durch eine strapazierende Behandlung geschwächt ist, können sich diese schädlichen Zellen umso mehr ausbreiten.

Dies kann aber vermieden werden, so Lebedewa, wenn man ganzheitlich behandelt. Man darf eine wichtige Tatsache nicht außer Acht lassen: nur die körpereigene Abwehr kann überall, in jedem noch so entlegenen Organ die Krebszellen aufspüren und sie vernichten.

Auf keinen Fall darf deshalb das Immunsystem bei Krebs und anderen schwerwiegenden Erkrankungen geschwächt werden – wie das bei der heute üblichen immunsuppressiven Therapie der Fall ist.
In Zusammenarbeit mit zwei praktizierenden Ärztinnen stellt die Autorin Methoden vor, die die Selbstheilungskräfte stärken und die kranken Zellen schwächen.

Der lang erwartete Ratgeber nun endlich auch in deutscher Sprache!

250 Seiten
Taschenbuch
17,90 €
ISBN 978-3-932130-60-1

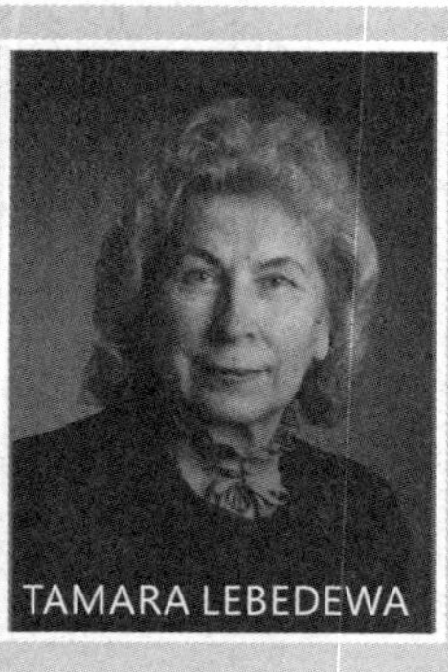
TAMARA LEBEDEWA

Die russische Chemikerin und Buchautorin Lebedewa bietet eine von der Wissenschaft unbeachtete Alternativtheorie. In den wissenschaftlichen Trümmern vorschnell und schonungslos verworfener Ideen stößt Lebedewa auf einen vielversprechenden Ansatz. Mediziner gehen davon aus, dass Krebszellen ursprünglich körpereigene Bestandteile waren und sich ein gewisses Krebsrisiko nicht vermeiden lasse. Doch Lebedewas Experimente bestätigen das Gegenteil: Der Krebserreger ist ein Parasit. Genauer gesagt die aggressive Trichomonade, ein parasitärer, weit verbreiteter Einzeller. Doch als Parasit ist Krebs präventiv behandelbar!